I0045847

ÉTUDE

CLINIQUE ET ANATOMO-PATHOLOGIQUE

SUR LA

PERSISTANCE DU CANAL ARTÉRIEL.

PARIS. — RIGNOUX, Imprimeur de la Faculté de Médecine,
rue Monsieur-le-Prince, 31.

ÉTUDE

CLINIQUE ET ANATOMO-PATHOLOGIQUE

SUR LA

PERSISTANCE DU CANAL ARTÉRIEL,

PAR

LE Dr ALMAGRO,

ancien Interne des Hôpitaux de Paris,
Membre de la Société médicale d'Observation,
Membre correspondant de la Société anatomique
et de la Société impériale Zoologique d'Acclimatation.

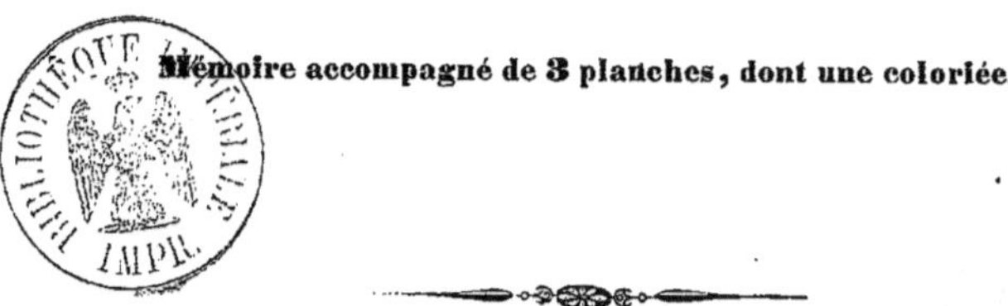

Mémoire accompagné de 3 planches, dont une coloriée.

PARIS.

ADRIEN DELAHAYE, LIBRAIRE,

place de l'École-de-Médecine, 23.

1862

A MON CHER MAITRE,

LE DR BERNUTZ,

Médecin de la Pitié.

PRÉFACE.

Le vice de conformation que nous allons étudier en lui-même et dans les accidents qu'il détermine est (isolé) l'un des plus rares qu'on ait eu à remarquer. Nous avons divisé notre travail en deux parties : dans la première, nous avons exposé la plupart des cas qui existent dans la science, de persistance du canal artériel, compliquée d'autres vices de conformation ou du cœur ou des gros vaisseaux ; dans la seconde (et c'est à cette dernière que nous donnons plus d'importance), nous avons essayé de donner l'histoire de la persistance isolée du canal artériel. Les faits qui m'ont servi pour ce but sont d'une rareté extrême, car il est certain qu'un vice de conformation si peu commun ne serait pas resté inédit, et nous n'avons trouvé que sept observations, dont une est douteuse. Ces faits si exceptionnels n'ont été suivis d'aucune réflexion par la plupart de leurs auteurs, qui se sont contentés de donner les observations bien ou mal prises. Mon cher et vénéré maître, M. Bernutz, est le seul qui ait fait suivre son excellente observation (voy. p. 42) de plusieurs considérations savantes et de grande importance, qui trouveront leur place dans le cours de ce travail. M. Bernutz avait déjà composé une deuxième édition à sa brochure de 1849 (1), lorsqu'il sut que je devais faire ma thèse sur le même sujet ; immédiatement il eut l'extrême bonté de mettre à ma disposition cette édition inédite, qui m'a facilité beaucoup les recherches bibliographiques. Dans cette deuxième édition,

(1) *De la Persistance du canal artériel*, par le Dr G. Bernutz, ex-interne des hôpitaux (extrait des *Archives gén. de méd.* ; Paris, Rignoux, 1849).

M. Bernutz fait connaître plusieurs cas de persistance compliquée du canal artériel, et sur la persistance isolée, il reproduit son observation et celle de Babington. Dans les réflexions qui terminent cette deuxième édition, mon savant maître admet que l'atrésie de l'orifice aortique est la cause de la non-perméabilité du canal artériel ; je ne partage pas cette manière de voir, comme je le dirai dans les pages suivantes, en parlant de la physiologie pathologique de cette affection. Qu'on n'aille pas croire que c'est la révolte d'un élève contre un maître respecté. Pendant deux ans que j'ai suivi les savantes leçons de M. Bernutz comme externe et comme interne, j'ai pu me convaincre de la franchise de son caractère et de la liberté qu'en matière de science, il accorde à tout le monde. Qu'il reçoive ici mes remercîments sincères pour tout ce qu'il a fait pour moi et l'assurance de mon respect pour son caractère comme homme et pour sa science comme médecin.

ÉTUDE

CLINIQUE ET ANATOMO-PATHOLOGIQUE

SUR LA

PERSISTANCE DU CANAL ARTÉRIEL.

HISTORIQUE.

La persistance isolée du canal artériel n'a été jusqu'à présent l'objet d'aucune publication. Des observations, en petit nombre, ont été publiées par différents médecins, qui, par ordre de date, sont : 1° celle de John Reid en 1840, qu'il considère comme un anévrysme de l'aorte communiquant avec l'artère pulmonaire ; 2° celle de Babington en 1847 ; 3° l'excellente et lumineuse observation de mon maître, M. Bernutz, dans laquelle on a observé le malade avec une minutie extrême ; 4° celle de mon ami le Dr Luys ; 5° l'observation de Sanders, publiée en juillet 1860 ; 6° la nôtre, lue à la Société médicale d'observation, dans la séance du 15 novembre 1861 ; et 7° enfin celle de M. Duroziez, lue à la Société de biologie le 29 novembre 1861. Les livres classiques ne font de ce vice de conformation aucun article spécial, et parfois on le mentionne en parlant de la communication anormale entre les cavités du cœur. D'autres vont plus loin et posent en principe que la persistance du canal artériel est intimement liée à la communication entre les oreillettes ou entre les ventricules. Le savant et honorable professeur d'anatomie pathologique de la Faculté s'explique dans les termes suivants (1): «La communication entre l'artère aorte et l'artère pulmonaire constitue, relativement au mélange des deux sangs, un anévrysme artérioso-veineux ou mieux une communication artérioso-veineuse. Elle se divise en congénitale et accidentelle.

«A. *Communication congénitale.* La communication congénitale des artères aorte et pulmonaire est *intimement liée* à celle des cavités gauches et des cavités droites du cœur, en l'absence de laquelle elle n'a jamais été observée.» Et plus loin, p. 467, le même auteur ajoute: «Je sais bien qu'il existe dans la science quelques observations de persistance du canal artériel chez des enfants nouveau-nés dont le cœur était bien conformé.....»

L'illustre professeur a raison de ne pas donner la moindre importance à ces faits, vu qu'à cet âge de la vie le canal artériel est toujours perméable, et ce n'est qu'après trois ou quatre semaines qu'il s'oblitère; mais il a tort lorsque, dans la même page, ligne 15, il dit: «On peut donc poser en principe que la persistance du canal artériel suppose *nécessairement* une communication des cavités droites et des cavités gauches du cœur, et se trouve *toujours* combinée soit avec la persistance du trou de Botal, soit avec la perforation de la cloison interventriculaire, soit avec les communications auriculaires et ventriculaires réunies.»

Une affection qui, de prime abord, paraît avoir beaucoup d'analogie avec celle qui fait le sujet de notre travail a été décrite sous le nom d'*anévrysme du canal artériel* par M. le Dr Thore (2). Dans son mémoire, il s'agit seulement des dilatations du canal artériel

---

(1) *Traité d'anatomie pathologique générale*, par J. Cruveilhier, t. II, p. 466; Paris, J.-B. Baillière, 1852.

(2) *De l'Anévrysme du canal artériel*, par le Dr Thore fils, ancien interne des hôpitaux (*Archives gén. de méd.*, t. XXIII, p. 30, 4e série; 1850).

observées sur des enfants très-jeunes, la plupart de 1 à 15 jours, et le plus âgé (*loc. cit.*, obs. 8) mort à l'âge de 6 semaines. De plus, il n'y avait pas persistance du canal, puisque, dans toutes les observations, on a trouvé le canal artériel rempli de caillots adhérents et certainement anciens, de manière qu'il est permis de croire que les sujets de M. Thore, comme ceux dont Baron, MM. Martin-Saint-Ange et Parise, ont donné les observations, étaient affectés d'une dilatation temporaire du canal, qui plus tard, et par le mécanisme des caillots superposés, se serait oblitéré. En dehors des publications que nous venons de citer, on ne trouve plus rien qui ait le moindre rapport avec la persistance isolée du canal artériel.

OBSERVATION Ire (1).

Cœur simple, absence de l'artère pulmonaire suppléée par le canal artériel.

Chez un enfant de 10 jours, qui avait présenté de la cyanose, et chez lequel la respiration, le mouvement musculaire et la température du corps, n'étaient pas notablement modifiés, on trouva le cœur formé d'une oreillette et d'un ventricule; l'oreillette recevait les veines pulmonaires et les veines caves; elle offrait les rudiments d'une cloison en forme de bande musculaire, qui croisait l'orifice des veines; quant au ventricule, il fournissait l'aorte, de laquelle naissait le canal artériel. Cette petite branche fournissait deux artères qui se distribuaient aux poumons. Il y avait quatre veines pulmonaires; mais ces veines, pas plus que le vaisseau aortique qui entretenait la circulation pulmonaire, n'avaient la moitié des dimensions normales.

---

(1) Sanders, *Philosophica trans.*, t. XCV (*Archives gén. de méd.*, t. XIII, p. 424).

OBSERVATION II (1).

Cœur simple, absence de l'artère pulmonaire suppléée par le canal artériel.

Un vice de conformation du cœur des plus extraordinaires a été présenté à la Société huntérienne par Ramsbotham. C'était chez un enfant de 6 mois ; un cœur simple formé d'un ventricule et d'une oreillette ; le canal artériel remplaçait l'artère pulmonaire; les veines pulmonaires gauches s'ouvraient dans la veine sous-clavière du même côté; les veines pulmonaires droites traversaient le diaphragme et venaient se rendre dans la veine porte.

Dans ces deux observations, nous voyons manquer totalement l'artère pulmonaire, et le canal artériel la remplacer assez complétement pour permettre la vie. Les autres vices de conformation étaient si considérables que les sujets de ces observations n'ont pas pu vivre au delà de six mois. Dans les dix observations suivantes, l'artère pulmonaire existait, mais était oblitérée à son origine, et le canal artériel lui apportait du sang qui fournissait à la circulation pulmonaire. Dans ces observations, le sang devait forcément sortir du cœur en totalité par l'aorte, et dans ce vaisseau se diviser en deux parties inégales : l'une qui allait se répandre dans toute l'économie, et l'autre qui, par le canal artériel, passait par les branches de l'artère pulmonaire aux poumons. De manière que toute l'économie était saturée d'un sang mixte qui cependant a permis de vivre jusqu'à l'âge de 10 ans (voyez obs. 11). Ces faits assez nombreux infirment les doctrines de Bichat sur l'action du sang noir. Ce savant croyait que le sang noir paralysait ces organes par son contact, et il s'exprime dans les termes suivants (2) : «Je crois que

(1) Ramsbotham, *Med. and physical journal*, t. LXI, p. 548.

(2) *Recherches physiologiques sur la vie et la mort*, avec notes de MM. Blandin, Béclard et Magendie, p. 329; Paris, chez J.-S. Chaudé, 1832.

le sang noir agit sur le cœur ainsi que sur toutes les autres parties, comme nous verrons qu'il influence le cerveau, les muscles volontaires, les membres, tous les organes en un mot où il se répand, c'est-à-dire en pénétrant son tissu, en affaiblissant chaque fibre en particulier ; en sorte *que je suis très-persuadé que s'il était possible de pousser par l'artère coronaire du sang noir pendant qne le rouge passe, comme à l'ordinaire, dans l'oreillette et le ventrieule aortiques, la circulation serait presque aussi vite interrompue* que dans les cas précédents, où le sang noir ne pénètre le tissu du cœur que par les artères coronaires, qu'après avoir traversé les deux cavités à sang rouge. »

Cependant, dans les observations qui suivent, le sang noir passe dans le cœur gauche par différentes voies plus larges encore que les artères coronaires, et non-seulement le cœur ne se paralyse pas, mais il se meut plus violemment. Plus loin le même auteur (1) ne veut pas croire au mélange de deux sangs par des communications anormales ; il dit : « D'après cette manière d'envisager l'influence du sang noir sur ces parties, il paraît que, pour peu que son passage dans les artères se continue, *la mort* en est bientôt le résultat. Cependant certains vices de conformation ont prolongé quelquefois au delà de la naissance le mélange des deux espèces de sang, mélange qui a lieu, comme on le sait, chez le fœtus : tel était le vice de conformation de l'aorte naissant par une branche dans chacun des ventricules chez un enfant dont parle Sandifort ; telle paraît être encore, *au premier coup d'œil*, l'ouverture du trou de Botal chez l'adulte. Remarquons cependant que l'existence de ce trou ne suppose pas le passage du sang noir dans l'oreillette à sang rouge, comme tout le monde le croit. En effet les deux valvules semi-lunaires entre lesquelles il est situé, quand on le rencontre au delà de la naissance, s'appliquent nécessairement l'une contre l'autre par

(1) *Loc. cit.*, p. 417.

la pression que le sang contenu dans les oreillettes exerce sur elles lors de la contraction simultanée de ces cavités. Le trou est alors nécessairement bouché, et son oblitération est beaucoup plus exacte que celle de l'ouverture des ventricules par les valvules mitrale et tricuspide, ou que celle de l'aorte et de la pulmonaire par les sigmoïdes..... (Page 418) : On verra que lorsque les oreillettes se contractent, nécessairement le sang se forme à lui-même un obstacle et ne peut passer de l'une dans l'autre. Il est facile même de s'assurer de la réalité du mécanisme dont je parle par deux injections de couleur différente faites en même temps des deux côtés du cœur, par les veines caves et les pulmonaires. » Si tous ces cas étaient si simples, c'est-à-dire que la persistance du trou de Botal ne fût pas compliquée de l'oblitération de l'artère pulmonaire ni de la naissance de l'aorte dans les deux ventricules, l'explication de Bichat pourrait être discutable ; mais, avec ces autres vices de conformation, il faut bien qu'il y ait mélange des deux sangs, et en effet ce mélange est nécessaire : 1° dans les cas de cœur simple, où il n'y a qu'un seul ventricule et une seule oreillette (obs. 1, 2, 3) ; 2° quand l'aorte naît des deux ventricules (obs. 6, 9, 11) ; 3° et enfin lorsque l'artère pulmonaire est oblitérée, car alors le sang porté par les veines caves est forcé de pénétrer dans le ventricule artériel par les ouvertures anormales, pour aller, par l'aorte et le canal artériel, se distribuer dans les poumons. Et cependant les craintes de Bichat ne se réalisent pas, la vie est compatible avec le mélange des deux sangs, et aucun organe ne se paralyse par le contact du sang veineux.

Mais n'exagérons pas l'innocuité du mélange des deux sangs, il est nuisible à l'économie, et les faits que nous produisons en sont la preuve : presque tous ces sujets sont morts avant la première année, et celui qui a vécu jusqu'à l'âge de 10 ans offrait l'aspect d'un vieillard ; il est vrai cependant que les vices de conformation présentés par ces malades devaient occasionner d'autres accidents ajoutés au mélange des deux sangs, et par conséquent il est impossible de donner à chacun d'eux leur part dans la destruction de la vie.

OBSERVATION III (1).

Cœur simple; oblitération de l'artère pulmonaire remplacée par le canal artériel.

Un enfant mâle, âgé de 10 mois et demi, très-petit et fort maigre, était sujet depuis sa naissance à des accès de suffocation immédiatement suivis d'une coloration livide de tout le corps. Il succomba dans un de ces accès. Le cœur était simple, c'est-à-dire avec une oreillette et un ventricule, communiquant tous les deux par une ouverture très-large, pourvue d'une valvule tricuspide. L'aorte et l'artère pulmonaire naissaient du ventricule; ce dernier vaisseau était imperméable à son origine; le canal artériel occupait presque sa situation normale; il était ouvert et fournissait le sang à l'artère pulmonaire. L'oreillette était très-volumineuse; à sa partie supérieure, s'ouvraient les deux veines caves et la veine pulmonaire droite (il n'y avait que deux veines pulmonaires); la gauche s'ouvrait en avant. Près de l'origine de l'artère pulmonaire, les parois du ventricule étaient fortement épaissies.

OBSERVATION IV (2).

Oblitération de l'artère pulmonaire, persistance du canal artériel et du trou ovale.

Enfant mâle, cyanosé depuis sa naissance et atteint de convulsions depuis l'âge de 6 mois, époque à laquelle il avait commencé à percer les dents; il mourut de convulsions à l'âge de 18 mois.

---

(1) *Philadelphia journal of med. and physical sciences*, t. XIV, p. 253.
(2) Houston, *Dublin hospital reports*, t. V, p. 234.

Les veines caves et leurs divisions étaient fortement dilatées, le cœur plus volumineux et plus ferme qu'à l'ordinaire, l'oreillette droite double de capacité et d'épaisseur ; le trou ovale, large et arrondi ; le ventricule droit plus volumineux que le gauche, la valvule tricuspide bien conformée ; le ventricule ne communiquant pas avec l'artère pulmonaire, qui était complétement oblitérée ; perforation de la cloison ventriculaire, dilatation considérable de l'aorte à son origine ; le canal artériel, large et perméable, servait de tronc commun aux branches de l'artère pulmonaire ; cette dernière artère, bien que très-rétrécie, était perméable au-dessus de l'oblitération.

OBSERVATION V (1).

Oblitération de l'artère pulmonaire, persistance du canal artériel et du trou ovale.

Un enfant, né à 8 mois, mourut le treizième jour, après avoir présenté de la cyanose, de la dyspnée, et de violentes palpitations de cœur. L'artère pulmonaire était convertie à son origine en un cordon solide ; au delà elle était perméable, quoique rétrécie, et elle recevait le sang par le canal artériel ; le ventricule droit avait une cavité si petite, qu'elle était à peine reconnaissable ; le trou ovale était très-large.

OBSERVATION VI (2).

Oblitération de l'artère pulmonaire, persistance du canal artériel, communication des deux ventricules qui donnent naissance à l'aorte.

Enfant très-jeune. L'aorte naît des deux ventricules ; l'artère pulmonaire est tout à fait oblitérée à son origine ; cette artère commu-

---

(1) William Hunter, *Three cases of malconformation in the heart read*, case 1 ; july 1783 (*Medical observations and inquiries*, t. VI, p. 291).

(2) Préparation 1379 du musée de l'hôpital de Guy.

nique supérieurement avec l'aorte par le canal artériel resté libre ; perforation de la partie supérieure de la cloison ventriculaire.

OBSERVATION VII.

Oblitération de l'artère pulmonaire, persistance du canal artériel et du trou de Botal.

Cœur d'un fœtus. Oblitération de l'artère pulmonaire; les oreillettes communiquant librement l'une avec l'autre; orifice auriculo-ventriculaire droit représenté par une très-petite fente d'une ligne de large; au-dessous et un peu à gauche, une petite cavité qui n'est autre que le ventricule droit pourvu d'un rudiment de valvule tricuspide; le trou ovale ayant une petite valvule sigmoïde qui s'ouvre immédiatement au-dessus de l'orifice auriculo-ventriculaire gauche et qui permet facilement ce passage de droite à gauche, mais point du tout en sens opposé; ventricule gauche volumineux, communqiuant librement avec l'oreillette correspondante, dont il est séparé seulement par une expansion membraneuse et des colonnes charnues; aorte volumineuse naissant de la partie postérieure du ventricule gauche; l'altère pulmonaire est rétrécie au-dessus du point oblitéré, quoique encore perméable; l'orifice du canal artériel paraissait en partie fermé.

OBSERVATION VIII.

Oblitération de l'artère pulmonaire, persistance du canal artériel, lésion de la cloison ventriculaire.

Cœur d'un fœtus ou d'un très-jeune enfant. Ventricule droit pourvu d'une valvule tricuspide rudimentaire et presque entièrement oblitéré par l'épaississement concentrique de ses parois; oblitération de l'orifice pulmonaire; persistance du canal artériel; cloison ventriculaire complexe ; aorte volumineuse naissant du ventricule gauche.

OBSERVATION IX (1).

Oblitération de l'artère pulmonaire, persistance du canal artériel; communication des ventricules, dont le droit donnait naissance à l'aorte.

Enfant femelle, âgée de 5 mois, atteint de cyanose et de fréquents accès de suffocation. Cœur plus volumineux qu'à l'ordinaire; parois du venrticule droit épaissies, celles du ventricule gauche amincies; l'oreillette gauche extrêmement petite et presque incapable de transmettre le sang; les deux ventricules communiquant avec l'aorte, qui naissait du ventricule droit; il y avait une trace d'artère pulmonaire : ce vaisseau naissait dans sa situation normale, mais il se terminait bientôt par un petit cul-de-sac ligamenteux : le canal artériel distribuait le sang aux branches supérieures de cette artère.

OBSERVATION X (2).

Oblitération de la veine pulmonaire, dilatation du canal artériel, double communication des ventricules et des oreillettes.

Garçon de 7 jours; le trou ovale était ouvert, et sa valvule fort imparfaite, de sorte qu'il existait une large ouverture entre les oreillettes : il manquait dans la cloison des ventricules plusieurs fibres musculaires; la membrane qui tapisse le ventricule gauche avait trois trous, ce qui lui donnait un aspect cribriforme; à la place de l'artère pulmonaire se trouvait un filament oblitéré, conduisant à un très-large canal artériel qui allait de l'aorte aux deux branches pulmonaires. Ce canal artériel était beaucoup plus large que de cou-

---

(1) Howship, *Edinb. med. and surg. journal*, t. IX, p. 299.

(2) Hodgson, *London med. review*, t. V, p. 19.

tume, mais moins que ne l'est habituellement l'artère pulmonaire. (Dans deux préparations du musée de Langstaff, dont une relative à un enfant nouveau-né et l'autre à un enfant qui vécut six mois, on trouvait des altérations semblables à celles de l'observation précédente, et en outre une perforation étendue de la cloison ventriculaire bouchée en partie par les fibres que remplissaient presque entièrement le ventricule droit.)

OBSERVATION XI (1).

Oblitération de l'artère pulmonaire, persistance du canal artériel, artères bronchiques particulières, double communication des oreillettes et des ventricules.

Un jeune garçon de 10 ans, d'une intelligence précoce, offrait tout l'aspect d'un vieillard. La mort eut lieu à la suite d'une inflammation aiguë du poumon. Cet enfant avait toujours été cyanosé dès sa naissance, et on entendait les bruits cardiaques entre les épaules.

Autopsie. On trouva un peu de sérosité sanguinolente avec quelques caillots fibrineux dans le péricarde; le cœur volumineux; ses parois hypertrophiés, l'orifice auriculo-ventriculaire droit notablement rétréci; la valvule tricuspide mal formée et imparfaite; ces deux ventricules dilatés, le droit surtout, qui avait une forme arrondie : la partie supérieure de la cloison ventriculaire manquait et était remplacée par une ouverture obliquement dirigée, dans laquelle on eût pu faire passer l'index; cette ouverture était disposée de telle manière que le segment antérieur de la valvule mitrale du côté gauche servait de base à la valvule aortique gauche. Du côté droit, l'aorte, parfaitement développée et aussi large que chez un jeune homme de 14 à 15 ans, naissait du ventricule droit, dans le lieu occupé ordinairement par l'artère pulmonaire, et fournissait

---

(1) Norman Chevers, *London med. gazette,* juillet 1847, et *Arch.,* t. XIII, p. 503, 4e série.

deux artères coronaires, immédiatement au-dessus des valvules sigmoïdes ; la crosse de l'aorte se divisait et se distribuait normalement; pas de trace de l'orifice pulmonaire; dans le point ordinairement occupé par le tronc ascendant de l'artère pulmonaire, on découvrait un cordon mince et imperméable aboutissant à un canal vasculaire placé transversalement, ce canal n'était autre que la partie supérieure de l'artère pulmonaire, c'est-à-dire des branches droite et gauche qui aboutissaient au poumon et une portion du tronc ascendant qui se terminait en bas en forme de cul-de-sac ; cette dernière portion du vaisseau, ainsi que la branche gauche dans toute son étendue, était complétement oblitérée par un caillot dense d'ancienne formation. Un peu au-dessous de la terminaison de la crosse, l'aorte fournissait, par sa partie inférieure, un canal artériel large et permettant le passage du sang, lequel se portait vers le poumon droit, et se divisait en deux branches, peut-être même toutes deux communiquaient avec les branches de l'artère pulmonaire. Un vaisseau très-long et très-grêle, dans lequel on eût pu tout au plus glisser un stylet, se portait du canal artériel au poumon gauche. A un demi-pouce au-dessous du canal artériel, deux vaisseaux volumineux, évidemment des artères bronchiques, se portaient de bas en haut de chaque côté de l'aorte, et gagnaient l'une le poumon droit, l'autre le poumon gauche. Celle du côté gauche paraissait avoir éprouvé une espèce de constriction à sa partie moyenne. Celle du côté droit communiquait librement avec les branches de l'artère pulmonaire et les artères bronchiques du côté correspondant. La valvule mitrale était extrêmement malade, son orifice fortement rétréci, et presque tous les cordons que soutendent le segment antérieur étaient déchirés : leurs extrémités couvertes de dépôt fibrineux; les oreillettes volumineuses; le trou ovale fermé, mais au-dessous on apercevait une ouverture étroite par laquelle on pouvait glisser une sonde cannelée et pénétrer dans l'oreillette du côté opposé, malgré la présence d'une espèce de petite valvule. L'oreillette gauche était tapissée de granulations fibrineuses, immédiatement au-dessus de l'insertion du segment postérieur de la valvule mitrale. Le poumon emphysémateux renfermait çà et là plusieurs gros noyaux d'apoplexie pulmonaire. Le foie congestionné ainsi que les reins; la rate volumineuse et charnue.

OBSERVATION XII (1).

Oblitération de l'artère pulmonaire remplacée par le canal artériel, perforation de la cloison des ventricules desquels naît l'aorte dilatée.

Chez une fille âgée d'un mois, qui mourut après avoir présenté de la cyanose, on trouva les altérations suivantes : perforation de la cloison ventriculaire; l'aorte naissant des deux ventricules, surtout du ventricule droit, est dilatée; l'artère pulmonaire imperforée jusqu'à sa bifurcation et ses branches alimentées par le canal artériel; l'oreillette et le ventricule droit plus volumineux que ceux du côté gauche.

Les observations qui vont suivre, au nombre de 7, ont une grand analogie avec les précédentes ; l'artère pulmonaire n'était pas oblitérée, mais son calibre a été quelquefois si petit, qu'il ne laissait pas passer facilement un stylet (obs. 14, 15, 17). Dans ces conditions, la circulation devait se faire par l'intermédiaire du cœur gauche qui communiquait avec le droit par les oreillettes ou par les ventricules ou par les deux à la fois. Il est à remarquer que l'un des malades a vécu jusqu'à l'âge de 13 ans et demi.

OBSERVATION XIII (2).

Rétrécissement de l'artère pulmonaire, persistance du canal artériel, dilatation de l'aorte.

A l'autopsie d'un homme qui succomba, à l'âge de 29 ans, à des

(1) Jane, *On malformations of the human heart*, p. 27; London, 1814.

(2) Seiler, thèse soutenue à Witemberg (Saxe) en 1802.

accidents asphyxiques, on trouva les poumons petits, d'une couleur livide et refoulés vers la partie postérieure de la poitrine par le cœur hypertrophié. Cet organe était au moins triplé de volume, ses parois étaient fortement épaissies; le ventricule gauche avait 1 pouce d'épaisseur et offrait des traces d'ossification. On trouva que le canal artériel était perméable, l'artère pulmonaire rétrécie et ses valvules ossifiées; l'aorte fortement dilatée; les viscères abdominaux étaient de couleur brune.

OBSERVATION XIV (1).

Un enfant affecté, dès le second mois après la naissance, de cyanose vécut jusqu'à la fin de la trente-deuxième année. Poumons sains; oreillette droite plus volumineuse que la gauche; persistance du trou ovale; artère pulmonaire plus petite, ses tuniques très-minces et semblables à celles d'une veine : son orifice tellement rétréci qu'il eût été difficile d'y passer un stylet; elle naissait un peu en avant de la cloison ventriculaire. Le canal artériel, très-étroit à son origine, s'ouvrait dans l'artère sous-clavière gauche. La cloison des ventricules perforée sous la base du cœur. L'aorte, plus large que d'ordinaire, naissait au-dessus de la cloison, de telle sorte qu'une de ses valvules sigmoïdes correspondait au ventricule droit; l'aorte fournissait ses premières branches d'une manière irrégulière, et passait à droite de la trachée. L'artère pulmonaire passait à gauche.

OBSERVATION XV (2).

Rétrécissement de l'artère pulmonaire, persistance du canal artériel, double communication des ventricules et des oreillettes.

Enfant mort à l'âge de 13 ans et demi. Cyanosé pendant les pre-

(1) *Bulletin des sciences médicales*, t. II, p. 65; 1808.

(2) Cheever, *New England journ. of med.*, t. V, p. 218; 1821.

miers mois de son existence, éprouvant de temps en temps de la gêne dans la respiration. A mesure qu'il avance en âge, sa poitrine se déforme. Dyspnée, toux, et parfois expectoration sanglante. A l'âge de 12 ans, il est petit et grêle; les dernières phalanges des doigts et des orteils élargies et bulbeuses, les ongles recourbés et violacés; toute la peau d'une couleur plombée. Pendant les accès, les extrémités devenaient violacées, sensibilité au froid; abaissement de la température, palpitation et dyspnée au moindre exercice; rougeur foncée de la gorge et de toutes les parties vasculaires, gonflement de la face, turgescence des vaisseaux du cou. Cet enfant succomba à un hydrocéphale.

A l'*autopsie,* on trouva des tubercules dans les poumons. Le cœur plus petit que chez une personne du même âge, la pointe obtuse et recouverte de graisse; les oreillettes gorgées de sang; les parois du ventricule droit tellement dures et épaisses qu'on n'aurait pas pu y loger plus d'une demi-once de sang. L'artère pulmonaire presque imperméable; ses valvules rétrécies et soudées en forme de triangle; le rétrécissement tel qu'il eût été difficile d'y introduire un stylet. Le canal artériel long d'un demi-pouce, perméable, et pouvant loger une plume de corbeau. Les parois du ventricule gauche très-minces et le ventricule très-dilaté. La cloison ventriculaire perforée, immédiatement au-dessous de l'origine de l'aorte, d'une ouverture qui aurait pu loger le petit doigt; par cette ouverture, des brides ligamenteuses ressemblant aux cordons tendineux du cœur, traversant de l'un à l'autre ventricule. Absence de la cloison auriculaire.

OBSERVATION XVI (1).

Rétrécissement de l'artère pulmonaire, persistance du canal artériel et du trou de Botal, dilatation de l'aorte.

Enfant mâle, cyanose quelques jours après la naissance; mort au

(1) Schuler, *Diss. de morb. cœruleo;* Eniponte, 1810.

bout de sept semaines. Les poumons étaient d'un rouge foncé. L'oreillette droite gorgée de sang, et ses parois plus épaisses qu'à l'ordinaire. Les veines caves et les veines coronaires fortement distendues; le trou ovale largement ouvert, et sa valvule articulée. Les parois des ventricules étaient très-flasques, excepté celle du ventricule droit, qui aurait pu loger une noix. Les valvules de l'artère pulmonaire soudées et faisant saillie en avant, de manière à ne laisser qu'un orifice très-étroit; l'orifice de l'aorte beaucoup plus large, et ses valvules épaissies. Le canal artériel rétréci.

OBSERVATION XVII (1).

Enfant femelle né à terme, qui ne présentait extérieurement rien d'anormal, si ce n'est qu'une coloration bleue de la peau, et surtout des extrémités, coloration qui variait d'intensité, suivant les circonstances.

L'enfant avait bien pris le sein pendant les premiers jours; mais il ne tarda pas à avoir des syncopes, dans une desquelles il succomba vingt-trois jours après sa naissance. Cœur d'un volume presque normal; les parois du ventricule droit épaisses de 3 dixièmes de pouce; celles du ventricule gauche d'un quart de pouce; le ventricule gauche moins large que le droit, les valvules auriculo-ventriculaires bien conformées; la cloison ventriculaire ouverte dans une petite étendue supérieurement; l'aorte naissait immédiatement au-dessus de ce point; elle était plus volumineuse qu'à l'ordinaire jusqu'au niveau du canal artériel : elle avait 1 quart de pouce de circonférence. L'artère pulmonaire naissait à la base ventriculaire, près de l'aorte; mais elle était tellement rétrécie qu'on eût pu à peine y passer un petit stylet : au-dessus elle se dilatait brusquement, et le canal artériel fournissait les branches pulmo-

(1) Spittal, *Edinb. med. and surg. journal,* t. XLIX, p. 109.

naires droite et gauche; ce canal eût pu loger un gros stylet; les oreillettes étaient bien conformées, le trou ovale assez large pour permettre l'introduction d'une plume à écrire, l'auscultation n'avait rien révélé de particulier pendant la vie.

OBSERVATION XVIII (1).

Rétrécissement de l'artère pulmonaire, persistance du canal artériel, perforation de la cloison ventriculaire.

Enfant de 3 ans, cyanosé, mais seulement lorsqu'il était atteint de bronchite, sujet à de violents battements de cœur; le pouls était faible et la peau froide. Il succomba à la phthisie pulmonaire.

Oreillette droite volumineuse, oblitération du trou ovale. Artère pulmonaire rétrécie de moitié et pourvue de deux valvules pulmonaires seulement; la cloison perforée d'une fente à bords lisses, au moins deux fois aussi large que l'orifice pulmonaire, et dans laquelle on eût pu loger le petit doigt. Oreillette gauche très-petite. Le ventricule gauche ayant les mêmes dimensions et la même épaisseur que le droit; l'aorte très-large et bien conformée. Le canal artériel assez petit, mais non oblitéré.

OBSERVATION XIX (2).

Petite fille, née de parents sains, jouissant, à l'âge de 2 ans, de toutes les apparences d'une bonne santé et d'une configuration régulière, commença à cette époque à avoir la peau légèrement teinte en bleue. Cette coloration augmenta jusqu'à l'âge de 5 ans (1833), où M. Holst vit la malade pour la première fois; cette couleur bleue

---

(1) Norman Chevers, *Lond. med. gazette*, aug. 1847, et *Archives gén. de méd.*, t. XIV, p. 459, 4e série.

(2) Obs. de Holst, de Christiania, in *Gazette médicale*, 1837, p. 357.

était surtout visible aux parties recouvertes d'une peau tendre et éloignées du cœur. Les bouts des doigts et des orteils étaient épais et plus épâtés que d'ordinaire, et les ongles recourbés comme on le remarque chez les phthisiques. La petite malade se fatiguait au moindre exercice; une légère émotion, le plus petit mouvement du corps, une simple contention d'esprit, un repas un peu plus copieux que d'ordinaire, lui occasionnaient de la suffocation, des vertiges et des spasmes. Ces accès étaient ordinairement suivis de sommeil, au sortir duquel la malade se sentait allégée et était moins bleue. Dans les derniers temps, ces palpitations du cœur étaient devenues très-fortes : en appliquant l'oreille sur la poitrine, *on entendait un bruissement particulier qui devenait encore plus clair à l'aide du stéthoscope*. La malade affectionnait particulièrement la position accroupie, ou se couchait appuyée sur les coudes et les genoux; pouls fréquent; respiration difficile, entrecoupée de soupirs; chaleur du corps moindre que de coutume; à la moindre piqûre ou égratignure, hémorrhagie abondante d'un sang bleuâtre et foncé, écoulement fréquent d'un sang analogue par le nez et les gencives; muscles flasques et comme pâteux; mouvements volontaires mous et languissants; appétit bon, sommeil le plus souvent paisible, facultés intellectuelles développées comme d'ordinaire à cet âge, corps bien proportionné, mais sans embonpoint et sans être précisément maigre.

Peu à peu les spasmes et les accès de suffocation, qui d'abord ne se manifestaient qu'après avoir été provoqués, devinrent peu à peu plus fréquents, augmentèrent de force et de durée, se répétant sans cause appréciable, sans toutefois observer de type périodique. Pendant ces paroxysmes, le côté gauche du corps devenait plus froid que le droit, et les pulsations des artères du bras gauche disparaissaient jusqu'au coude et étaient à peine sensibles au delà. L'enfant mourut suffoqué au milieu d'un de ces accès.

Autopsie deux jours après la mort. Les deux côtés du corps étaient symétriquement développés; la coloration en bleue des doigts et des orteils, quoique persistante, était moins marquée que du vivant de la malade; elle avait disparu de toutes les autres parties.

Cœur d'un volume extraordinaire, péricarde contenant à peu près une demi-once de sérosité; ventricule droit d'une grandeur double et garni de faisceaux charnus bien plus forts que le gauche. Dans la paroi interventriculaire, un peu en haut sous les ventricules, se trouvait une ouverture d'à peu près un demi-pouce; immédiatement à côté de cette ouverture, l'aorte, aussi bien que l'artère pulmonaire, prenaient leur origine du ventricule droit, la dernière toutefois un peu plus haut et en avant; le volume de ces deux vaisseaux avait à peu près le tiers du volume ordinaire; l'oreillette droite était plus grande et garnie de faisceaux charnus plus forts qu'à l'état normal; la gauche au contraire plus petite et le trou ovale conservé; toutes les valvules du cœur régulières. De la crosse de l'aorte naissaient trois forts rameaux : l'artère sous-clavière droite, la carotide droite plus grande, et la gauche plus petite; au-dessous de la crosse, l'aorte diminuait brusquement de la moitié de son volume, elle descendait ensuite en conservant ainsi un volume rétréci, à côté de la veine azygos distendue, dans la cavité abdominale par l'ouverture diaphragmatique ordinaire; le sang qu'elle contenait était partout noir.

De la branche gauche de l'altère pulmonaire, d'ailleurs très-petite, partait de l'endroit où se trouve ordinairement le conduit de Botal un vaisseau que M. Holst considère comme le canal artériel. Ce canal, long de 2 pouces, montait obliquement à gauche à peu près dans la même direction que l'artère vertébale et se continuait à angle droit avec l'artère sous-clavière gauche. On pouvait introduire dans ce canal une sonde d'Anel.

L'artère sous-clavière présentait des ramifications normales, dont l'une, l'artère vertébrale, se dirigeait obliquement en haut et avait un calibre plus qu'ordinaire.

Les artères sous-clavière et vertébrale gauche et le canal dont il vient d'être question s'anastomosaient par une poche notablement dilatée, d'une forme triangulaire, de l'angle supérieur de laquelle naissait la vertébrale gauche et de l'angle externe la sous-clavière.

Dilatation de la veine cave inférieure et de la plupart des autres veines, tandis que les artères étaient généralement petites. Poumons petits, à l'état normal ; thymus d'un volume extraordinaire.

Dans les derniers cas que nous allons exposer, la persistance du canal artériel a été vue compliquée de divers vices de conformation, comme transposition des vaisseaux, dilatation de l'artère pulmonaire, ou simplement persistance du trou de Botal.

OBSERVATION XX (Langstaff).

Transposition de l'aorte et de l'artère pulmonaire, persistance du canal artériel.

Garçon, 10 semaines ; l'oreillette droite était tellement distendue qu'elle égalait le volume de la totalité du cœur ; le ventricule droit, à l'état normal, donnait naissance à l'aorte ; le ventricule gauche avait des parois plus minces que celles du droit et une cavité plus petite ; il produisait l'artère pulmonaire, laquelle communiquait librement avec l'aorte par le canal artériel.

OBSERVATION XXI (Farre).

Transposition de l'aorte et de l'artère pulmonaire, persistance du canal artériel et du trou de Botal.

Garçon de 5 mois, l'aorte naissait du ventricule droit, l'artère pulmonaire du gauche ; le canal artériel était conservé, mais était trop étroit pour admettre l'extrémité arrondie d'une sonde ordinaire ; le trou ovale était imparfaitement formé ; la valvule était criblée de petites ouvertures.

OBSERVATION XXII (1).

Transposition de l'aorte et de l'artère pulmonaire, persistance du canal artériel et du trou de Botal.

Garçon de 2 mois, le ventricule droit donnait naissance à l'orte et le gauche à l'artère pulmonaire; il n'y avait de communication entre ces deux artères que par le moyen du canal artériel, dont le calibre rétréci laissait passer à peine une plume de corbeau; le trou ovale était un peu plus rétréci qu'il n'a coutume de l'être chez un enfant nouveau-né.

OBSERVATION XXIII (2).

Perforation de la cloison ventriculaire, persistance du trou de Botal et du canal artériel.

Jeune enfant. Aorte volumineuse naissant des deux ventricules, au-dessus d'une large perforation de la cloison interventriculaire; petite ouverture au niveau du trou ovale, persistance du canal artériel; le cœur droit plus développé que le gauche.

OBSERVATION XXIV (3).

Perforation de la cloison ventriculaire, persistance du canal artériel et du trou de Botal.

Cœur volumineux, ventricule droit double; de ses deux cavités, l'une était antérieure et plus petite que l'autre, qui était latérale et

---

(1) Mathew Baillie, *The morbid human anatomy of some of the most important parts of the human body*; London, 1783.

(2) Préparation 1380 du musée de l'hôpital de Guy; *Arch. gén. de méd.*, t. XIII, p. 502.

(3) Raoul Chassinat, *Arch. gén. de méd.*, t. II, p. 80, 2e série.

un peu postérieure ; séparées dans leur moitié inférieure par une cloison peu épaisse, ces deux cavités s'ouvraient l'une dans l'autre à leur partie supérieure par une ouverture à bords arrondis et lisses: cette ouverture avait environ 3 lignes de diamètre ; la cavité postérieure communiquait avec l'oreillette droite qui s'y ouvrait comme à l'ordinaire avec son appareil valvulaire à l'état normal ; la cavité antérieure s'ouvrait dans l'aorte au-dessous des valvules sigmoïdes qui avaient la forme, l'étendue et le nombre normaux ; de cette manière, cette cavité communiquait avec le ventricule gauche au moyen d'une ouverture elliptique circonscrite inférieurement par une espèce d'arête lisse et polie, formée par la partie supérieure de la cloison ventriculaire : le canal artériel pouvait admettre une plume de corbeau ; le trou de Botal était largement ouvert.

OBSERVATION XXV (1).

Ouverture établie à travers la cloison ventriculaire, accompagnée de la persistance du canal artériel ; dilatation de l'artère pulmonaire.

Homme, 41 ans ; artère pulmonaire anévrysmatique, uniformément dilatée depuis le ventricule droit jusqu'à sa divison ; aucune de ses tuniques n'était encore déchirée ; capacité à peu près égale des deux ventricules ; l'épaisseur relative de leurs parois est moins sensible que dans l'état ordinaire ; la cloison qui les dépasse est percée d'une ouverture de communication, oblongue, d'un demi-pouce d'étendue, obliquement dirigée de bas en haut, d'avant en arrière et de gauche à droite, en sorte que, soit cette direction, soit une espèce de valvule formée dans le ventricule droit par une colonne charnue et tellement disposée qu'elle s'opposait au retour du sang dans le ventricule gauche, tout indiquait clairement le

(1) Richerand, *Nouveaux éléments de phys.*, t. I, p. 308.

passage du fluide de ce ventricule dans le ventricule droit et dans l'artère pulmonaire. Le canal artériel, long d'un pouce et assez large pour admettre une grosse plume d'oie, fournissait, comme chez le fœtus, un libre passage au sang.

OBSERVATION XXVI (1).

Persistance du canal artériel et du trou de Botal.

Un enfant de 6 mois fut rapporté, par sa nourrice, auprès de ses parents, pour une incommodité qui paraissait surprenante; cet enfant avait toujours les doigts des mains et des pieds violets, quoi qu'on fît pour les réchauffer, imaginant que le froid en était la cause; son visage était plombé, ses yeux très-enfoncés, et toutes les sutures du crâne étaient encore ouvertes.

Les mêmes symptômes continuèrent; malgré tous les remèdes et les soins maternels, il périt au terme de 10 mois. On trouva que le trou de Botal n'était fermé qu'à moitié par une bride musculaire et que le canal artériel, quoique sensiblement diminué, subsistait encore; l'oreillette gauche du cœur était très-spacieuse et le sang veineux avait une couleur tellement foncée qu'on l'aurait pris plutôt pour du sang mêlé avec le noir de fumée.

OBSERVATION XXVII (2).

Persistance du canal artériel et du trou de Botal.

Fille, 17 ans; trou ovale encore ouvert et ayant 2 pouces de circonférence; le canal artériel était aussi conservé; les colonnes charnues semblaient plus volumineuses que de coutume; le cœur était très-volumineux, ainsi que les gros troncs artériels et veineux.

(1) Jurine, *Mém. de la Société roy. de méd.*, t. X, p. 52.

(2) James Humes, Spry, *Memoire of the medical Society of London*, t. VI, p. 137; 1802.

OBSERVATION XXVIII (1).

Persistance du canal artériel et du trou de Botal.

Homme, 40 ou 42 ans : le canal artériel et le trou ovale étaient ouverts ; le premier égalait en grosseur une forte plume de corbeau et le second une plume d'oie.

OBSERVATION XXIX (2).

Persistance du canal artériel et du trou de Botal, dilatation de l'artère pulmonaire.

Fille, 18 jours ; cœur de volume et de forme convenable ; ses cavités avaient leurs proportions accoutumées, mais la valvule du trou ovale était si imparfaite qu'il existait une libre communication entre les oreillettes ; le canal artériel était ouvert et plus large qu'à l'ordinaire ; l'artère pulmonaire était *relativement plus considérable*, mais ses branches, droite et gauche, avaient leur calibre ordinaire.

OBSERVATION XXX (3).

Enfant mâle, vigoureux et bien constitué, naquit à terme fortement bouffi et violet ; peu après la naissance, il survient une pâleur extrême et gêne de la respiration ; peau froide, pouls fréquent et faible, battements du cœur précipités, étendus et tumultueux, respiration courte et précipitée. Mort treize jours après la naissance ;

---

(1) Allan Burns, *Observations on some of the most frequent and important diseases of the heart.*

(2) Observation communiquée par English à Jane dans *On malformations of the human heart*, p. 2 ; London, 1814.

(3) Observation de M. Gibert, professeur agrégé (*Bulletins de la Société anat.*, t. XIV, p. 203 ; 1839).

cœur volumineux et dense, trou de Botal largement ouvert. Le ventricule droit a des parois plus amples et plus épaisses que le gauche et contient des concrétions sanguines noirâtres.

Le canal artériel, grêle et long, descendait du côté gauche de l'aorte ascendante à la naissance de l'espèce de crosse formée par l'artère pulmonaire.

Dans tous ces faits que nous venons de citer et dans lesquels le canal artériel a persisté, différents et nombreux vices de conformation ont compliqué cette persistance. Nous croyons difficile l'explication de ces faits, et nous ne nous hasarderons pas d'en donner aucune, car dans l'état actuel de la science les ténèbres qui enveloppent des vices de conformation si variés sont au-dessus de tout éclaircissement. Tant de lésions se sont trouvées réunies, qu'il serait téméraire d'attribuer à l'une d'elles la production des autres, et beaucoup plus vouloir trouver dans les phénomènes cliniques le moyen de reconnaître ces divers vices de conformation. Dans la seconde partie, où le canal artériel a persisté sans aucune complication congénitale, peut-être nous pourrons prendre une revanche, quoique le sujet soit bien difficile et sans aucun doute supérieur à nos forces.

Persistance isolée du canal artériel.

OBSERVATION Ire.

Présentation faite à la Société médico-chirurgicale d'Édimbourg par le Dr Sanders (*Edinb. medical journal*, juillet 1860; *Gazette hebdomadaire* du 23 novembre 1860). Persistance du canal artériel.

L'enfant sur lequel cette pièce a été recueillie naquit à terme; il était de taille ordinaire et bien développé. Dans les premiers jours il ne téta pas bien; mais au bout de huit à quinze jours il prit le sein avec avidité. On ne tarda pas néanmoins à s'apercevoir qu'il ne grandissait pas, bien que la nutrition parût se faire sans entraves; loin de prospérer, il maigrissait et devenait de plus en plus pâle et misérable. Souvent il était agité et jamais on ne le voyait sourire; il ne paraissait pas non plus fixer son attention sur les objets qui l'entouraient. Vers l'âge de 3 mois, comme son état ne s'améliorait en rien, on le présenta à M. Sanders. Son état de faiblesse ne paraissait se rapporter à aucune cause appréciable, il paraissait avoir bon appétit; il n'avait ni fièvre ni diarrhée, et ne portait les traces d'aucune maladie héréditaire. M. Sanders remarqua cependant qu'il paraissait respirer avec difficulté. Interrogée à ce sujet, la mère raconta que l'enfant s'éveillait souvent pendant la nuit dans une grande agitation et apparemment en proie à des accès de suffocation. Le poumon droit se remplissait parfaitement d'air pendant l'inspiration; l'expansion du poumon gauche paraissait se faire d'une manière moins complète, mais le murmure vésiculaire était normal partout.

En plaçant la main sur la région précordiale on percevait d'une manière très-manifeste un frémissement vibratoire, et à l'auscultation on entendait un *bruit de souffle intense* accompagnant apparemment le premier bruit du cœur. M. Haldane, qui examina plus tard l'enfant avec M. Sanders, pensa, comme lui, que le cœur était probablement le siége d'un vice de conformation et que la circulation cardiaque s'accomplissait dans des conditions analogues à l'état fœtal. On institua un traitement tonique et stimulant, mais ce fut sans aucun résultat favorable, et l'enfant succomba le 24 décembre, quatre mois après sa naissance.

A l'*autopsie*, on trouva le cœur un peu augmenté de volume. La cloison ventriculaire était complète et le trou de Botal était oblitéré; il n'y avait par conséquent pas de communication anormale entre deux moitiés du cœur. L'aorte et l'artère pulmonaire avaient à peu près leur calibre normal et leurs valvules étaient saines; mais le canal artériel était complétement perméable et avait presque le volume de l'aorte dans le point où il s'ouvrait dans le vaisseau, l'aorte ascendante recevait par conséquent autant de sang de l'artère pulmonaire que de la crosse aortique. Il est à remarquer que pendant la vie cet enfant ne présenta aucune trace de cyanose ; la peau loin d'avoir une teinte bleuâtre présentait au contraire une pâleur remarquable. Ce fait vient, par conséquent, s'ajouter à ceux qui démontrent que la cyanose dans les vices de conformation n'est pas due au mélange du sang veineux et du sang artériel, mais à un obstacle respiratoire.

OBSERVATION II (M. Luys) (1).

Femme âgée de 52 ans, admise à la Salpêtrière en 1848, et affectée de surdité (ce qui rendait l'interrogatoire difficile et incomplet), présentait une coloration bleuâtre de la face et surtout des pommettes; elle avait les extrémités toujours fraîches plutôt que froides. Cet état, disait-elle, existait depuis sa naissance. Récemment elle entra à l'infirmerie avec une cyanose très-prononcée, surtout au visage, et une anasarque. Les battements du cœur, secs, durs, n'étaient accompagnés d'aucun bruit morbide. Dans les deux jugulaires, pouls veineux manifeste; le pouls radial presque insensible.

(1) *Bulletins de la Société anat.*, juin 1855.

A l'*autopsie*, on trouva une adhérence complète, fibreuse, des deux feuillets du péricarde, et, dans les points où la séreuse se réfléchit sur les vaisseaux, une tumeur calcaire, transformation d'un ganglion tuberculeux. Cette masse, du volume d'une grosse noix, se trouve en quelque sorte à cheval sur l'artère pulmonaire qui, dans toute la portion placée au-dessous, est considérablement dilatée.

Le cœur lui-même offre les particularités suivantes : le ventricule droit est hypertrophié et dilaté; les parois, par leur épaisseur et leur rigidité, ressemblent à celles d'un ventricule gauche à l'état normal.

Les orifices et les valvules ne présentent aucune lésion; les parois de l'artère pulmonaire sont remplies de plaques calcaires. A la face interne de ce vaisseau on trouve trois orifices : deux latéraux, qui conduisent dans les deux branches de bifurcation; un troisième supérieur, capable d'admettre le petit doigt, et qui conduit dans l'aorte. M. Luys rattache à la présence anormale du sang artériel dans l'artère pulmonaire la production des plaques calcaires dans son intérieur.

Le ventricule gauche, par opposition à celui du côté droit, est flasque, ses parois sont minces.

Le même contraste s'observe dans les deux oreillettes : la gauche est pâle, ses parois sont molles; à droite, on trouve des dispositions tout opposées.

On ne trouve aucune communication soit entre les deux oreillettes, soit entre les deux ventricules.

OBSERVATION III.

Exemple rare de persistance du canal artériel sans autre communication anomale (le cœur est déposé au musée Dupuytren), par le Dr Duroziez, ancien chef de clinique de la Faculté (1).

Soufflet, âgé de 40 ans, orfèvre, demeurant rue des Rosiers,

(1) Je dois remercier ici M. le Dr Durozier pour avoir eu la bonté de me don-

né à Paris, entre le 1er févrirr 1857. Mort le 21 février 1857, salle Saint-Jean-de-Dieu, n° 6, service de M. Bouillaud. Vacciné, non variolé, il a eu la scarlatine et la rougeole avant l'âge de 10 ans. A 20 ans il a des hémorrhagies abondantes pendant huit jours. Depuis qu'il se connaît, il tousse pendant l'hiver; de tout temps il a été faible, et n'a pas pu travailler beaucoup. Il ne se sent malade que depuis deux ans, à la suite d'un effort qu'il a fait pour soulever un sac de charbon dans sa cave. La faiblesse habituelle devient immédiatement plus grande, l'oppression augmente, il devient plus sensible au froid. Il peut à peine travailler depuis dix-huit mois, il s'endort très-facilement et est dans un assoupissement continu. En janvier 1856, il est malade pendant un mois, ne travaille pas, et cependant il ne s'alite pas : les jambes enflent et deviennent bleues. Depuis six mois il perd presque connaissance aussitôt qu'il fait un peu froid. Il est plus malade depuis deux mois, l'oppression est plus forte, les cuisses deviennent dures *comme du bois :* une céphalalgie intense a lieu pendant la nuit. Il y a cinq semaines, il est pris de diarrhée et de flux de sang, et est forcé d'arrêter son travail, mais sans s'aliter. Depuis trois ou quatre jours, existent quelques légères épistaxis; jamais il n'a quitté Paris, ni a eu ni chancres ni blennorrhagie. Son père est mort à 30 ans, d'une fièvre cérébrale typhoïde; sa mère est âgée de 78 ans et n'a jamais été malade.

Soufflet est marié depuis quatorze ans, il a eu deux enfants: l'une est morte à 9 mois de convulsions internes; l'autre fille, âgée de 12 ans, ne présente aucune affection du cœur ni cyanose.

Le malade, ne pouvant pas marcher, vient en voiture à l'hôpital.

1er février au soir. Le malade est blond, presque imberbe, pâle, d'aspect lymphatique, sa voix est celle d'une femme: les organes gé-

---

ner cette observation, qu'il avait déjà lue dans une des dernières séances de la Société de biologie.

nitaux, bien conformés, ont un volume ordinaire ; la muqueuse des lèvres est légèrement violacée ; la peau des jambes est cuivrée, tendue, luisante; on aperçoit quelques taches ecchymotiques. La chaleur prise à l'aisselle donne 36° $^3/_4$ (la normale dans nos observations étant 37 à 37,5). On trouve une quinzaine de respirations par minute : le pouls est variable; la poitrine donne peu de résonnance en arrière, aux sommets. Nulle part il n'y a du souffle; on entend des râles sibilants, des craquements secs ; aux bases, râles sous-crépitants secs.

Les bruits du cœur sont secs; le second claquement est éclatant; pas de souffle. La pointe bat dans le cinquième espace ; matité plus étendue qu'à l'état normal dans la région de la rate; un peu d'ascite. Urines albumineuses.

Le 2 au matin. Second bruit tintant; pouls à 96 et petit. Résonnance exagérée du dos; quelques froissements secs imitant une crépitation très-fine sous l'oreille (déchirement d'étoffe dans l'inspiration seulement), plus marqués à gauche. Respiration pure en avant; quelques bruits anormaux par intervalle dans les bronches.

Le foie dépasse le rebord des fausses côtes, un peu d'ascite. Les urines moussent médiocrement, elles sont albumineuses. Le sang obtenu par une piqûre d'épingle à la pulpe d'un doigt est très-noir : il contient quelques globules blancs de plus qu'à l'état normal ; les globules rouges sont un peu pâles, mous, et se déformant facilement; la matière colorante teint la sérosité en brun foncé.

On prescrit : Chiendent nitré, 2 pots ; julep béchique avec oxymel scillitique, 4 grammes; frictions sur le ventre avec les teintures de scille et de digitale, parties égales; une portion de pain et 3 de vin.

Soir. Dureté de la partie déclive des cuisses, espèce de sclérème. La pointe du cœur bat dans le sixième espace intercostal. Il n'y a pas de souffle proprement dit; mais les bruits sont très-durs et parcheminés.

Le 3. Tintement du deuxième bruit et claquement moins marqué;

urines parfaitement limpides, peu colorées, peu mousseuses, et l'acide nitrique ne détermine sur elles qu'un précipité insignifiant.

Le 5. Intermittences des bruits du cœur; vers le rebord des fausses côtes gauches, en un point seulement, les bruits du cœur prennent un timbre métallique, comme s'ils retentissaient dans l'estomac.

Le 9 au soir. Râles sous-crépitants par toute la poitrine; peu de son aux sommets, surtout au sommet gauche.

On entend les bruits du cœur jusque dans la région lombaire; pas de souffle au cœur; cœur gros; claquements forts; froissements péricardiques dans le sternum.

Toujours de la dureté à la partie déclive des jambes et des cuisses; demi-asphyxie.

Le 10 au soir. Foie gras, peu de résonnance du côté de la rate, claquements dédoublés; les claquements au niveau de l'estomac prennent le timbre amphorique.

Le 12 au soir. Claquements dédoublés, froissement péricardique presque général, toujours des craquements pleuraux à la surface du cœur.

Le 14. Bourses violettes, œdématiées; lèvres violettes, sifflements bronchiques, bruits du cœur bien frappés, obstruction presque générale des canaux bronchiques, crachats muqueux. — Application de deux vésicatoires et administration de 0 gr. 1 de kermès.

Le 17. Teint violet, mains froides, yeux brillants, pouls petit, albumine abondante. — On donne une portion d'aliments.

Le 18. Peu de son au sommet droit, pas de souffle; pouls à 96, irrégulier; asphyxie; pas de souffle notable au cœur; claquements assez nets l'oreille étant à distance, et la dureté s'y mêle quand on applique l'oreille.

Le 19. Râles muqueux fins à gauche; pouls à 120, petit et irrégulier.

Le 20 au soir. Pouls à 120, irrégulier; second claquement très-fort.

Pendant ces derniers jours, il tombe dans l'assoupissement, duquel on a de la peine à le réveiller.

Autopsie.

Congestion des membranes du cerveau et du cervelet, capillaires développés; la substance grise est violette.

Adhérence générale des poumons, qui sont engoués et congestionnés ; noyaux d'apoplexie pulmonaire; au sommet droit, existe une cavité qui semble être une dilatation plutôt qu'une excavation.

Foie gras et congestionné, épais, surtout dans son rebord inférieur, à droite de la vésicule. Rate un peu grosse, ferme, congestionnée. Reins gros et congestionnés ; un lobule semble atteint d'hépatisation grise ; capsules surrénales noires, congestionnées. Peu de liquide dans le ventre.

Cœur. Pas d'adhérence du péricarde ; une cuillerée ou deux de liquide dans le sac péricardique ; plaques péricardiques saillantes, surtout vers le bord droit, sous le sternum.

Veine cave inférieure large ; le ventricule droit occupe toute la surface antérieure du cœur ; l'artère pulmonaire se remarque immédiatement par son volume ; la pointe du cœur est formée par le ventricule droit, très-hypertrophié. Cœur gros, rond, dodu ; peu de graisse, muscle puissant.

Hypertrophie générale du ventricule droit, un peu d'atrophie du ventricule gauche.

Oreillette droite dilatée, sans développement anormal des muscles.

Oreillette gauche à peu près normale.

Circonférence à la base des ventricules, $0^m,22$.

Au milieu, $0^m,270$.

Diamètre vertical de l'origine de l'aorte, à la pointe, pris dans l'intérieur du ventricule gauche, $0^m,09$.

Diamètre transversal (du bord droit au bord gauche du cœur), $0^m,11$ à $0^m,12$.

Épaisseur des parois du ventricule droit dans la partie la plus épaissie, $0^m,02$.

Colonnes charnues puissantes, considérables.

Circonférence de l'orifice auriculo-ventriculaire droit, $0^m,12$.

La valvule tricuspide, probablement suffisante, d'une épaisseur au moins double de l'état normal, a trois lames parfaitement nettes, la grande (celle qui fait face à l'orifice de l'artère pulmonaire) mesure de $0^m,02$ à $0^m,03$, les deux autres, 20 et 25 millimètres.

Circonférence de l'orifice ventriculo-pulmonaire, $0^m,08$.

Valvules sigmoïdes de l'artère pulmonaire un peu épaissies, parfaitement intactes du reste.

Épaisseur des parois du ventricule gauche dans la partie la plus épaisse, $0^m,01$.

Capacité du ventricule gauche moitié de celle du ventricule droit.

Colonnes charnues atrophiées.

La valvule mitrale a la même épaisseur que la tricuspide.

Circonférence de l'orifice auriculo-ventriculaire gauche, $0^m,11$.

Valvules aortiques de la même épaisseur que les valvules pulmonaires, plus profondes et moins larges.

Circonférence de l'orifice ventriculo-aortique, 0,07.

La capacité du ventricule gauche pourrait recevoir un petit œuf ; celle du droit, une bille de billard.

La capacité de l'oreillette gauche est à peu près la même que celle du ventricule du même côté, et celle de la droite est pareille au ventricule droit.

Épaisseur de la paroi de l'oreillette gauche, $0^m,001$.

Peu d'épaisseur de l'oreillette droite, et est 0,002.

Peu de développement des colonnes charnues, de manière qu'il n'existe qu'une dilatation pure et simple.

Artères. Circonférence de l'artère pulmonaire au-dessus des valvules, 0,08.

C'est l'artère pulmonaire et sa branche gauche qui ont fourni à la dilatation. On voit la branche droite qui s'ouvre au fond de la poche par un orifice arrondi de 3 à 4 centimètres. En haut de la poche, à une distance de 50 à 60 millimètres du bout des valvules sigmoïdes, s'ouvre le canal artériel par un trou que pourrait traverser un gros pois ; cet orifice est dur et ossifié. Presque immédiatement à gauche de cet orifice se voient les orifices des subdivisions de l'artère pulmonaire. Des plaques athéromateuses sont disséminées sur la surface intérieure de l'artère, traces d'une ancienne endocardite, qui a épaissi et granulé sur ses bords la valvule tricuspide.

L'aorte, au-dessus des sigmoïdes, mesure $0^{m},055$ de circonférence.

Avant l'abouchement du canal artériel, elle ne mesure que $0^{m},045$ de circonférence.

Dans la partie descendante, elle a $0^{m},05$ de circonférence.

OBSERVATION IV (de M. Bernutz).

(Extrait des *Archives générales de médecine.*)

Dès la première enfance, dyspnée, palpitations, défaut de forces musculaires. A l'âge de 23 ans, augmentation des accidents consécutive au développement d'un catarrhe pulmonaire ; cyanose, reflux veineux, matité de toute la partie antérieure gauche du thorax, frémissement cataire ; bruit râpeux interrompu pendant la dernière partie du grand silence normal, mais dont le maximum d'intensité était perçu dans deux points différents, situés l'un au-dessus du mamelon gauche, l'autre au-dessus de la fourchette du sternum.

Mort par asphyxie un mois après le début de l'affection pulmonaire. Hypertrophie monstrueuse de toutes les cavités du cœur, plus considérable dans les cavités droites. Étroitesse relative de l'orifice ventriculo-aortique (1). Dilatation de l'aorte et de l'artère pulmonaire; large communication de ces deux vaisseaux par le canal artériel, offrant lui-même une dilatation ampullaire. Hypospadias.

Le 25 février 1847, entra à la Pitié, dans le service de M. Piedagnel, salle Saint-Michel, n° 24, B..... (Jules), âgé de 23 ans, terrassier, demeurant rue Mouffetard, dans un rez-de-chaussée humide, né à Paris de parents sains, qui jouissent encore d'une bonne santé habituelle. Aucun membre de sa famille, père, mère, frères, sœurs, ne présente de vice de conformation ni de symptômes d'une maladie de cœur. De tous ses parents, son père seul, blanchisseur, est tourmenté parfois de douleurs rhumatismales légères. Lors de sa naissance, il ne présentait aucune autre apparence de vice de conformation qu'un hypospadias; mais, étant en nourrice, on commença à s'apercevoir, au bout de quelques mois, d'une gêne respiratoire, qui depuis a toujours persisté, devenait extrême quand il essayait de courir ou de monter un peu vite un escalier. Il éprouvait en même temps des palpitations violentes, pendant lesquelles augmentaient le frémissement qu'on sent à la région précordiale et les mouvements de la tumeur qui occupe la partie inférieure du cou. Ces deux symptômes, qui étaient pour lui et pour les personnes qui l'entouraient un objet de curiosité continuelle, persistaient, moins intenses seulement, pendant l'état de repos. Cependant il s'est développé d'une manière normale ; ses membres sont bien musclés, mais incapables néanmoins d'un effort énergique. Il assure n'avoir jamais pu faire un travail un peu rude, mais surtout soutenu, parce qu'il perdait de suite haleine, qu'il éprouvait des palpitations qui

(1) J'ai mis *étroitesse relative*, parce que la circonférence de cet orifice, ayant pour mesure une de celles indiquées comme normales par M. Bouillaud (*Maladies du cœur*, t. I, p. 56), cesse d'être en rapport avec les énormes dimensions de chacune des autres parties de l'organe.

lui enlevaient force et courage. Malgré ces accidents, dus à la gêne circulatoire, le malade n'a jamais été obligé de garder un repos absolu pendant un espace de temps prolongé; il n'a jamais eu notamment ni accès d'asthme ni hémoptysie. Depuis un mois seulement, il se sent plus incommodé; le rhume, qu'il regarde comme la cause de cette aggravation, n'était accompagné à son début ni de réaction fébrile ni d'expectoration sanguinolente; aussi M. Gendrin, dans le service duquel il fut placé à cette époque, le renvoya-t-il le lendemain de son admission à l'hôpital. Mais le malade commença à s'inquiéter de son état lorsqu'il vit bientôt une coloration violette remplacer la rougeur vineuse que présentaient habituellement sa figure, ses mains et ses pieds. Son inquiétude devint très-grande depuis le jour où l'œdème s'est manifesté d'abord à la partie inférieure du thorax, puis à la partie supérieure des parois abdominales, lorsque cet œdème a envahi ensuite les membres inférieurs, puis supérieurs, et enfin, depuis deux jours, le cou et la figure. Il est plus tranquille, parce que cet œdème s'est dissipé en partie par le repos, qu'il a gardé depuis son entrée jusqu'à présent, où il présente l'état suivant.

26 février. Décubitus sur le côté droit, seule position dans laquelle le malade puisse goûter un peu de sommeil; mouvements faciles, mais suivis bientôt d'une dyspnée très-marquée; intelligence saine, sens normaux; pas de saillie des globes oculaires; bonne expression de la figure, qui offre une teinte violette générale; lacis veineux très-marqués sur les joues; lèvres peu volumineuses, bleuâtres, ainsi que l'intérieur de la bouche; cou gros, court, d'une rougeur intense, offrant, ainsi que la figure, une turgescence ferme, élastique, mais ne conservant pas l'empreinte du doigt; immédiatement au-dessus de la fourchette du sternum, tuméfaction arrondie, souple, que la compression fait disparaître sans laisser après elle de duretés, mais qui reparaît aussitôt qu'on cesse de la comprimer; cette saillie, limitée à la partie moyenne, est animée de mouvements isochrones à ceux du pouls, mouvements d'expansion

générale et non de projection seulement ; le reflux toutefois ne se prolonge dans aucune des autres veines du cou ; la poitrine, spacieuse, offre une conformation particulière qui la fait ressembler à un baril ; elle offre en outre, à gauche, une voussure à très-grand diamètre, résultant de la projection de la partie interne des côtes deuxième, troisième, et jusqu'à la dixième inclusivement ; matité de toute cette partie antérieure gauche, offrant trois zones distinctes : l'une moyenne, commençant à la troisième côte, ayant neuf travers de doigt de hauteur, et s'étendant depuis le bord droit du sternum jusqu'à sept travers de doigt à gauche de cet os, présente une matité absolue, tandis que, dans la zone supérieure, comprise entre la troisième côte et la clavicule, le bord droit du sternum et le sillon axillaire, la matité est en tout comparable à celle qu'on rencontre habituellement à la région précordiale. On trouve une matité analogue dans la zone inférieure, qui a pour limite, en bas, le bord inférieur des côtes. La pointe du cœur vient battre à quatre travers de doigt au-dessous et en dehors du manche, et là la main est soulevée par un choc très-énergique d'un corps à très-large surface. Dans tout ce côté de la poitrine, la main perçoit un frémissement cataire excessif, continu, dont le maximum d'intensité est placé à la partie moyenne d'une ligne horizontale qui passerait à 1 centimètre au-dessus du mamelon. Ce frémissement va s'affaiblissant à mesure qu'on s'éloigne de ce point central, mais l'affaiblissement graduel est bien plus marqué et plus rapide au-dessous qu'au-dessus de la ligne indiquée.

Les bruits du cœur, ou plutôt le bruit anormal qui les remplace, est perçu en avant dans toutes les parties du thorax, excepté au-dessous de l'extrémité externe de la clavicule droite ; il se perçoit aussi assez bas dans la région épigastrique. Mais, suivant les différents points où l'on ausculte, on perçoit, je ne dirai pas différents bruits, mais différentes variétés de ce bruit anormal. Ces différences sont surtout sensibles dans trois points d'une ligne fictive qui irait du cartilage de la quatrième côte à la pointe du cœur. Ainsi on trouve à la pointe du cœur, et seulement en ce point, un bruit de choc en tout comparable à celui que produirait la percussion des parois thoraciques par un corps insonore. A ce choc, bien différent du premier bruit normal, et qui coïncide avec le soulèvement de la tête, succède immédiatement un souffle assez éclatant, non râpeux, qui paraît segmenté en deux par un repos instantané, et dont la seconde moitié, d'un timbre plus doux, est suivie d'un silence très-court qui coïncide à la dernière partie du grand silence normal. A la partie moyenne de la ligne fictive, bruit râpeux dont le timbre est si aigu qu'il fait mal à l'oreille, surtout au moment où il reparaît après l'intermittence passagère qui le termine. Vers le bord interne du cartilage costal, le bruit râpeux est moins strident que dans le point précédent, ce qui le distingue, ainsi que l'absence de repos médian, du souffle perçu à la pointe du cœur, dont il se rapproche par une sorte de segmentation indiquée par le timbre moins aigu que présente la seconde moitié. Diminution de l'intensité de ce bruit râpeux à mesure qu'on s'éloigne de ce point vers la partie supérieure du sternum; mais il reprend une nouvelle intensité, au niveau de la tumeur du cou, sur le trajet de la carotide gauche, tandis qu'il est moins marqué sur le trajet de la carotide droite. Il diminue aussi très-rapidement à mesure qu'on s'éloigne du bord droit du sternum. Affaiblissement très-marqué dans toute la région épigastrique, où le caractère du bruit rappelle celui qu'on entend à la pointe du cœur; il n'offre pas la rudesse qu'on trouve au bruit perçu dans les parties supérieures du thorax. Le pouls, perceptible à l'artère radiale gauche, ne devient sensible à droite qu'à l'artère humérale; il est petit, faible, peu résistant, sans intermittence, 92 à 96 pulsations.

Empâtement œdémateux de la base de la poitrine et de la moitié supérieure des parois abdominales plus marqué dans la moitié gauche. Rougeur violacée des mains et de la partie inférieure des avant-bras. Dans toutes ces parties, l'empâtement œdémateux ne conserve pas l'empreinte du doigt; la sensation que donne la compression de ces parties est analogue à celle du sclérème des nouveau-nés. Rougeur violacée des pieds, des jambes, très-marquée sur les genoux; l'infiltration séreuse, offrant là tous les signes caractéristiques de l'œdème, remonte jusqu'aux mollets. Toutes les parties cyanosées pâlissent lorsqu'on les comprime; leur température est moindre que dans les autres parties du corps, dont la chaleur est normale.

La respiration, qui paraît très-gênée, très-laborieuse, nécessitant le concours de tous les muscles expiratoires, ne présente pas cependant d'accélération bien marquée (23 par minute). Quintes de toux rares, courtes, donnant lieu à l'expuition de crachats peu abondants, vitriformes. A droite, sonorité bonne en avant, où l'on entend des râles sibilants; obscurité du son en arrière, où l'on entend dans toute la hauteur des râles sous-crépitants fins et très-humides. A gauche, la sonorité est bonne en arrière, où s'entendent des râles sibilants et ronflants; dans la partie antérieure, complétement mate, on n'entend en aucun point le murmure respiratoire. Appétit léger, soif modérée, déglutition facile, digestion normale, selles régulières; la fonction urinaire s'accomplit d'une manière convenable, bien qu'il y ait absence de la paroi inférieure de la fosse naviculaire.

M. Piedagnel porte le diagnostic suivant : *Rétrécissement de l'aorte, persistance du trou de Botal, catarrhe pulmonaire.* Prescription : tisane de gomme, julep gommeux, un tiers d'aliments, repos absolu.

2 mars. Le malade s'est trouvé beaucoup mieux pendant les deux jours qui ont suivi son entrée, la respiration était moins gênée, le pouls était devenu sensible à l'artère radiale droite. Mais le mieux n'a pas continué : la respiration est plus difficile; les palpitations, plus violentes, reviennent plus souvent, notamment depuis qu'on a ajouté de la poudre de digitale dans son julep. Aujourd'hui les parties cyanosées offrent une coloration plus livide, l'œdème des membres inférieurs dépasse les genoux, l'empâtement œdémateux des

autres parties offre une tension plus marquée, présence d'une certaine quantité de liquide dans la cavité abdominale; l'auscultation et la percussion donnent les mêmes signes que précédemment. — Gomme, julep gommeux avec addition d'un décigramme de poudre de digitale; un cinquième d'aliments.

Le 7. La dyspnée a été augmentant de jour en jour. Hier, dans la soirée, après un repas peu copieux, le malade a été en proie à une angoisse extrême. Assis dans son lit, le tronc incliné en avant, les mains appuyées sur les genoux, il n'osait faire un mouvement, dans la crainte de voir cesser la respiration, qui est horriblement pénible. Soulagé par l'application réitérée de rubéfiants promenés sur les différentes parties du thorax, il se trouve un peu mieux ce matin; cependant la figure est complétement bleue, les lèvres noires; les mains, les avant-bras, les pieds, les genoux, paraissent teints avec du jus de mûre; la percussion, l'auscultation, ne font apprécier aucune différence dans les signes constatés antérieurement; la respiration, précipitée (32 inspirations), a lieu par une contraction comme spasmodique de tous les muscles pectoraux, qui imprime aux côtes un mouvement de torsion convulsif; pouls petit, faible, très-fréquent. — Gomme, julep gommeux simple; sinapismes; 2 potages.

Le 8. Le malade a été pris hier, dans la soirée, d'un nouvel accès de suffocation que n'ont pu calmer de nombreuses vésications de la poitrine. Ce matin, couché sur le côté gauche, il est, pour ainsi dire, pelotonné sur lui-même; obtusion des sens et de l'intelligence, facies hébété, narines pulvérulentes, respiration haletante, abaissement général de la température. Au milieu de tous ces accidents, on ne constate pas de modification sensible dans le bruit anormal du cœur.

Mort à quatre heures du soir.

Autopsie, quarante-deux heures après la mort.

Temps frais. Le cadavre est bien conservé, les parties cyanosées conservent leur coloration bleuâtre. Le crâne et la colonne vertébrale n'ont pas été ouverts. Toutes les veines du cou sont tellement gorgées de sang que le corps thyroïde paraît n'être qu'un caillot sanguin revêtu par une membrane celluleuse. Les veines jugulaires sont triplées de volume, les jugulaires internes ont un travers et demi de doigt de largeur. La saillie qu'on remarquait au-dessus de la fourchette du sternum est formée par le tronc brachio-céphalique veineux distendu par du sang.

Thorax. Le péricarde dépasse à droite le sternum, remonte jusqu'à la clavicule, occupe antérieurement toute la moitié gauche de la poitrine. La membrane fibreuse, très-mince, est transparente, le feuillet séreux pariétal est sain, tandis qu'on trouve sur la base du ventricule gauche, au niveau de l'origine de l'aorte, une plaque membraneuse, blanche, mal organisée, ayant un demi-pouce carré d'étendue ; la cavité du péricarde contient très-peu de sérosité citrine.

Le cœur, d'un volume monstrueux, véritable cœur de bœuf, occupe plus des deux tiers de la hauteur de la moitié gauche de la poitrine, dont le tiers supérieur est occupé par les gros vaisseaux énormément dilatés. Toutes les parties du cœur participent à cette hypertrophie, qui cependant est plus marquée encore dans les cavités droites. La différence de volume est moindre entre ces ventricule qu'entre les oreillettes, dont la droite paraît double de celle du côté opposé. Cependant cette hypertrophie énorme est moins remarquable encore que le volume des vaisseaux du cœur, qui, ainsi que toutes les cavités de cet organe, sont distendus par une telle quantité de sang, qu'elle emplit le quart du seau dans lequel on l'a recueillie. Ce sang, d'un noir brunâtre, offre la consistance de la gelée de groseille à moitié prise; on trouve seulement quelques caillots gélatineux intriqués dans les valvules. Mais, après cet aperçu général, entrons dans des détails plus circonstanciés des diverses parties du centre circulatoire dont nous avons réuni toutes les mensurations dans le tableau ci-dessous (1).

---

	m. c.
(1) Hauteur des ventricules prise en avant, de l'origine de l'aorte à la pointe du cœur	0,15
Hauteur des ventricules prise en arrière, au bord supérieur du sillon à la pointe du cœur	0,115
Bord gauche	0,13
Bord droit	0,18
Circonférence totale des ventricules à la base du cœur	0,38
D'un sillon à l'autre... demi-circonférence gauche	0,17
— — droite	0,21

Oreillette gauche.

Circonférence de chaque veine pulmonaire	0,06
Diamètre transversal de la cavité auriculaire	0,054
Épaisseur des parois prise à la partie moyenne	0,006

Oreillette droite.

Circonférence de la veine cave supérieure	0,09
Circonférence de la veine coronaire	0,015
Diamètre transversal de la cavité auriculaire	0,11
Épaisseur des parois	0,012
Diamètre de la membrane fibreuse qui oblitère le trou de Botal	0,02
Épaisseur de la cloison ventriculaire	0,016

Ventricule gauche.

Épaisseur des parois prise à la partie moyenne	0,02
Hauteur de la cavité	0,08
Circonférence de l'orifice auriculo-ventriculaire	0,13

Le veine cave supérieure, énormément distendue, ayant trois travers de doigt de largeur, dépasse d'une part le bord droit du sternum; de l'autre elle recouvre la moitié gauche de l'aorte; cette veine, ainsi que la veine cave inférieure, également dilatée, sans hypertrophie notable de leurs parois, viennent se rendre d'une manière normale dans l'oreillette droite. Cette cavité, dont les dimen-

---

	m. c.
Valvule mitrale..... { hauteur de la grande lamelle............	0,04
— de la lamelle externe............	0,015
Circonférence de l'orifice ventriculo-aortique..................	0,06
Hauteur de chacune des valvules aortiques plissées sur elles-mêmes..	0,015
Circonférence de l'aorte immédiatement au-dessous du tronc brachio-céphalique....................................	0,13
Épaisseur des parois de l'aorte..........................	0,002

Ventricule droit.

Épaisseur des parois..	0,025
Hauteur de la cavité..	0,115
Circonférence de l'orifice auriculo-ventriculaire................	0,13
Valvule tricuspide... { Hauteur de la lame interne...........	0,03
— de la lame postérieure.........	0,013
— de la lame externe............	0,013
Circonférence de l'orifice ventriculo-pulmonaire................	0,12
Largeur de la valvule sigmoïde interne..........................	0,06
Hauteur de la même valvule....................................	0,025
Largeur de chacune des deux autres............................	0,03
Hauteur de chacune des deux autres............................	0,018
Circonférence de l'artère pulmonaire au-dessus des valvules sigmoïdes..	0,16
Épaisseur des parois de l'artère pulmonaire....................	0,002
Circonférence de l'orifice de communication entre l'aorte et l'artère pulmonaire, situé à 0,08 des valvules de l'aorte et 0,03 des valvules sigmoïdes pulmonaires..........................	0,055

sions sont doubles de celles de l'état normal, est circonscrite par des parois musculaires qui, par leur épaisseur, le nombre et le volume de leurs colonnes charnues, la font ressembler à un ventricule. Sur la paroi interne, on voit le vestige du trou de Botal, qui est complétement fermé par une membrane fibreuse, blanche, qui ne se distingue du reste de la paroi, dont elle fait partie intégrante, que par sa transparence et sa structure. L'orifice auriculo-ventriculaire, libre, sans aucune induration qui le circonscrive, paraît pouvoir être complétement fermé par la valvule tricuspide, dont les dimensions sont augmentées dans le même rapport que la vaste ouverture qu'elle doit fermer. Les lames de cette valvule sont saines, sans induration, elles sont maintenues par des tendons très-fins, très-solides, qui forment un léger réseau venant s'insérer aux colonnes charnues, nombreuses, bien distinctes, mais peu volumineuses, qui constituent les parois épaisses et solides de ce ventricule. Cette cavité spacieuse, d'une forme ellipsoïde, dont l'endocarde est sain, vient s'ouvrir par un très-large orifice dans l'artère pulmonaire, dont les valvules, légèrement opaques, bordées supérieurement par un filet tendineux, paraissent saines. Ces valvules doivent à l'augmentation de chacune d'elles, mais surtout à l'augmentation de la valvule interne, d'être suffisantes.

Au-dessus de cet orifice, l'artère pulmonaire, dont les membranes sont saines, forme une courbe dont la convexité touche la partie latérale gauche des parois thoraciques. Après cette courbure, elle donne l'artère pulmonaire gauche qui se porte en arrière et en dedans. Au delà de cette émergence, avant de fournir la branche pulmonaire droite, la paroi supérieure de l'artère se dilate de manière à former une cavité semi-elliptique surajoutée au vaisseau. Cette cavité surnuméraire, à base inférieure, capable de loger la moitié d'une noix, offre à son sommet une ouverture régulièrement arrondie, à bords lisses, qui fait communiquer l'aorte et l'artère pulmonaire; cet orifice de communication, situé immédiatement au-dessous de la naissance de l'artère sous-clavière gauche, ne présente aucun stigmate d'un état pathologique ; il est tapissé par la membrane interne de l'aorte, qui de là se continue avec la membrane interne de l'artère pulmonaire, sans qu'on puisse observer aucune différence de structure dans l'un ou dans l'autre de ces vaisseaux. On trouve la même continuité de la membrane moyenne, qui seulement, au niveau de l'orifice de communication, offre une légère augmentation d'épaisseur, surtout dans la moitié inférieure, et constitue ainsi un léger éperon.

Au-dessous de cette communication, l'aorte descendante, saine, présente son calibre normal ; tandis qu'au-dessus, ce vaisseau offre une dilatation assez considérable qui ne se continue toutefois ni dans les carotides ni dans les sous-clavières. Cette dilatation générale, fusiforme, de l'aorte, dont les parois sont saines, a son maximum au niveau de l'origine du tronc brachio-céphalique, puis diminue rapidement dans l'aorte ascendante très-courte, et se termine au-dessus de l'orifice cardiaque. Ce dernier orifice, dont la circonférence offre les dimensions qu'on a données comme moyennes de l'état normal, est surtout rétréci par les valvules sigmoïdes qui paraissent avoir des dimensions beaucoup trop considérables pour l'ouverture qu'elles doivent fermer : aussi plissées sur elles-mêmes, elles ne peuvent s'appliquer contre les parois du vaisseau. Ces valvules épaisses offrent à leur bord libre quelques petites cartilaginations, qui toutefois semblent permettre encore à ces valvules de fermer complétement l'orifice du ventricule gauche.

Cette cavité, plus grande qu'à l'état normal, est cependant d'une manière sensible moins considérable que celle du ventricule opposé, avec lequel elle n'a d'ailleurs aucune communication. La membrane interne est saine ; ses parois épaisses sont constituées par un très-grand nombre de colonnes charnues, peu volumineuses, dont les tendons assez fins, bien résistants, viennent s'insérer à la valvule mitrale ; celle-ci, saine, formée de deux valves bien distinctes, dont l'une, adossée à l'ouverture aortique a une hauteur triple de celle de l'autre valvule, paraît suffisante pour le large orifice qui fait communiquer ce ventricule avec l'oreillette. Celle-là, peu spacieuse comparativement aux dimensions exagérées des autres cavités du cœur, est tapissée par une membrane blanche, opaque, épaissie, formant dans certains points des duplicatures assez étendues; mais il est à noter qu'aucune de ces fausses valvules n'existe dans la partie qui répond au trou de Botal, qui ne présente rien de notable. Le tissu sous-jacent à la membrane interne n'offre pas une disposition musculaire marquée, semblable à celle qu'on remarquait dans l'oreillette droite : aussi ses parois étaient comparativement peu épaisses; elle recevait les veines pulmonaires un peu plus volumineuses qu'à l'état normal.

Le poumon gauche, refoulé en arrière, est réduit à une simple lame qui n'offre un peu d'épaisseur qu'au niveau du sillon formé par l'angle des côtes. Il est libre de toute adhérence; retiré de la poitrine, cet organe conserve cette forme bizarre, il crépite peu ; plongé dans l'eau, il surnage. Quand on l'incise on ne trouve en aucun point ni tubercules, ni hépatisation, ni noyau apoplectique. Son tissu condensé offre seulement une coloration rouge-brun générale due à une congestion intense de tout le parenchyme. Le poumon droit, refoulé en dedans par le péricarde qui dépassait le sternum, en bas par le foie qui remontait jusqu'au niveau du mamelon, présente ainsi un très-petit volume ; de plus des adhérences celluleuses assez lâches unissent aux parois la moitié inférieure de ce poumon, qui offre dans toute cette étendue une coloration rouge-brun foncé, au milieu de laquelle se dessinent certaines parties d'une teinte plus noire. Ces îlots, sans limites bien tranchées, paraissent, quand on les comprime, plus durs, plus carnifiés que le tissu voisin; cependant ces parties non crépitantes ne sont pas sensiblement plus friables, elles surnagent quand on les plonge dans l'eau, et on parvient au moyen de lavages répétés à les débarrasser du sang qui les infiltre. La congestion était beaucoup moins marquée dans le lobe supérieur qui ne contenait aucun tubercule.

L'abdomen contenait plus d'un litre de sérosité citrine, transparente. Le foie, très-volumineux, était congestionné. Les intestins, examinés extérieurement, étaient sains. Le canal de l'urèthre se terminait par un orifice étroit, séparé par une lamelle d'une ligne d'épaisseur de la fosse naviculaire, dont toute la paroi inférieure manquait.

OBSERVATION V.

(Babington, *London medical gazette*, mai 1847; *Arch. gén. de méd.*, t. XVII, p. 214.)

Rétrécissement de l'aorte, valvule aortique supplémentaire, perforation congénitale et lésion des autres valvules; dilatation de l'artère pulmonaire, dont les valvules sont congénitalement perforées; persistance du canal artériel.

Au mois de janvier 1847, entra à l'hôpital de Guy une femme âgée de 34 ans, dont la figure était pâle, bouffie, et parcourue de nombreux vaisseaux capillaires noirâtres. Cette femme, qui n'avait jamais eu de rhumatismes, était sujette, depuis l'âge de 6 ou 7 ans, à des palpitations, à la gêne de la respiration et à de l'œdème des extrémités. Elle toussait habituellement et expectorait fort souvent des crachats teints de sang. Sous l'influence du séjour à la campagne, ces symptômes diminuèrent notablement à l'âge de 14 ans. A 16 ans elle eut la scarlatine; à 18, ses règles parurent pour la première fois, et depuis cette époque elles sont revenues assez régulièrement. A 20 ans, les accidents se sont reproduits du côté du cœur; à 23 elle vient habiter Londres. A partir de cette époque, les règles se suspendirent et la malade fut plus souffrante; quand elle entra à l'hôpital elle accusait des douleurs de tête, des palpitations, des douleurs à la région précordiale, de la gêne dans la respiration, de la toux, des réveils en sursaut, etc. Langue sèche, nausées, un peu d'œdème des extrémités; poitrine étroite, contractée, très-proéminente en avant; impulsion du cœur énergique; *les deux bruits du cœur prolongés* et se prolongeant distinctement dans toute la poitrine; tous deux étaient accompagnés des *forts bruits de scie* que l'on entendait dans toute la région précordiale et dont le maximum correspondait au niveau *de la troisième et de la quatrième articulation synchondro-sternale droite et gauche.* Dans ces derniers points, de l'un et de l'autre côté du sternum, on percevait une impulsion très-énergique. Immédiatement *après le claquement des valvules,* venait une *espèce de cliquetis qui annonçait le commencement du second murmure.* Celui-ci se percevait encore distinctement au niveau de l'articulation synchondro-sternale de la deuxième côte. Les battements du cœur étaient irréguliers; la malade succomba le 13 avril. M. Wilkinson-King, qui avait eu l'occasion de l'observer, avait porté, sur cette seule circonstance que la malade était née à 7 mois le diagnostic : *perméabilité du canal artériel.*

Autopsie. Le cœur volumineux pesait une livre deux onces; les deux ventricules dilatés et les parois épaissies; la valvule mitrale offrait, du côté de l'oreillette et sur le cercle auriculo-ventriculaire, quelques petites végétations : membrane interne du ventricule gauche épaissie et opaque; orifice aortique rétréci (2 pouces $^6/_{10}$ anglais); de la valvule aortique antérieure se détachait une végétation qui pouvait avoir le volume d'une aveline et qui remplissait les deux tiers de l'orifice. Cette végétation, qui adhérait au bord libre de la valvule par une large base, était en partie osseuse, en partie crétacée; plus en dehors la valvule elle-même était percée d'une ouverture dans laquelle on aurait pu introduire une plume à écrire; cette ouverture conduisait dans l'intérieur de la végétation et n'était autre qu'un petit anévrysme renfermant des caillots très-consistants; la valvule voisine était perforée de six petites ouvertures; la troisième valvule était entraînée vers le ventricule par une espèce de cordon qui naissait de la surface ventriculaire; cette valvule, qui avait sept huitièmes de pouce de long, offrait à son centre une ouverture irrégulièrement ovalaire, longue de trois huitièmes de pouce et large de un quart. Dans l'aorte, à un quart de pouce au-dessus et presque immédiatement vis-à-vis cette dernière valvule, on trouva une valvule *supplémentaire* en miniature qui avait un demi-pouce de long et un quart de large; *l'artère pulmonaire était dilatée à son origine* (4 pouces $^4/_{10}$); la valvule moyenne perforée de cinq petites ouvertures; les deux autres en présentaient chacune une; *l'aorte était rétrécie dans toute son étendue.* Immédiatement au niveau ou un peu au-dessus de la naissance de la sous-clavière gauche on distinguait une bande étroite et serrée occupant un tiers environ de la circonférence du vaisseau et *diminuant considérablement son calibre.*

Au-dessous de cette bande, se trouvait une *ouverture circulaire*, pouvant loger une plume à écrire, entourée dans sa partie la plus étroite de petites végétations et conduisant dans l'artère pulmonaire; c'était le reste du canal artériel, mais, à proprement parler, il n'y avait pas de canal, mais accolement de deux vaisseaux et une ouverture faisant communiquer l'un avec l'autre. Presque vis-à-vis cette ouverture et sur la surface concave de l'aorte, on distinguait une série de plaques oblongues, saillantes de un quart de pouce environ, et formée par un dépôt de matière athéromateuse.

OBSERVATION VI.

Persistance du canal artériel, hypertrophie énorme du cœur, rétrécissement considérable de l'orifice ventriculo-aortique, apoplexie cérébrale et apoplexie pulmonaire; mort, autopsie.

Hôpital de la Pitié, service de M. Gueneau de Mussy, salle Sainte-Marthe, n° 15. G..... (Louise), âgée de 19 ans, sans profession, demeurant à Paris, rue de Chaillot, entre dans mon service pour la deuxième fois, le 22 avril 1861.

Le père de cette fille est mort à la suite d'un accident traumatique et jouissait habituellement d'une bonne santé.

Sa mère est morte il y a deux ans, et dans sa famille on la croyait pulmonaire.

Elle a une seule sœur, âgée aujourd'hui de 22 ans, blanchisseuse et bien portante. Aucune personne appartenant à la famille de notre malade n'a eu de rhumatismes ni présenté aucun vice de conformation.

La fille G..... est née à 9 mois (1), et offrait, à l'époque de la naissance, tous les caractères d'un enfant robuste et bien conformé. On l'envoya en nourrice, et, pendant deux ans, aucun trouble ne vint compliquer sa santé. A l'âge de 2 ans, on la ramena chez ses parents, et là, pendant quelques mois, on ne remarqua rien d'alarmant dans l'état de la petite fille.

Plus tard, vers l'âge de 3 ans, ses parents remarquèrent que lorsque l'enfant pleurait, sa figure et ses bras devenaient bleuâtres; ce phénomène ne les inquiéta point, vu que l'enfant jouissait d'une bonne santé générale.

A l'âge de 5 ans, la petite fille se plaignait d'avoir des battements de cœur et sa respiration devenait par moments fréquente et laborieuse; plusieurs médecins furent consultés, et, selon le récit de la tante de notre malade, les médecins considéraient cette fille comme une malade curieuse; les médicaments qu'ils prescrivirent ne soulagèrent nullement notre malade.

A 9 ans, on essaya de lui apprendre un état, mais on vit bientôt qu'elle ne pouvait se livrer à aucun exercice pénible, ni rester longtemps dans une pièce fermée, car, dit-elle, l'air lui manquait et elle étouffait; cependant elle put facilement apprendre à lire, et sa mère (marchande ambulante) se faisait aider par elle dans ses courses.

A 10 ans, elle eut pour la première fois une épistaxis assez considérable; ce saignement de nez se reproduisit plusieurs fois; rarement elle rendait quelques crachats sanguinolents; plus souvent qu'auparavant, la respiration devenait difficile et causait les accidents qui caractérisent les accès de suffocation; à partir de cette époque, la fille G..... a toujours été souffrante et sa maladie présentait principalement les caractères suivants :

(1) J'entre dans ce détail, parce que, comme on peut le voir dans l'observation de Babington, M. Wilkinson avait diagnostiqué le vice de conformation, basé sur ce que la femme malade était née à 7 mois.

1° Fréquents accès de suffocation, pendant lesquels la figure et les bras devenaient bleuâtres.

2° Gêne considérable et continuelle de la respiration; expuition fréquente de crachats sanguinolents et épistaxis.

3° Battements de cœur violents et très-pénibles pour la malade.

4° Faiblesse générale du système musculaire; ces différents troubles la forçaient souvent à garder le lit pendant trois ou quatre jours, et lui permettaient cependant de faire de longues courses; ainsi, chaque matin, elle accompagnait sa mère depuis la rue de Chaillot jusqu'à la rue Coquillière, où elle vendait du lait.

A l'âge de 15 ans, elle eut une variole légère, qui n'influença nullement sa maladie antérieure.

A 16 ans, premières règles, accompagnées de fortes douleurs lombaires, qui se sont répétées toujours à chaque époque menstruelle; l'écoulement sanguin a toujours été peu abondant et laborieux; bon appétit habituel, et la digestion s'effectue régulièrement.

Sommeil pénible, accompagné de mauvais rêves et de réveils en sursaut; la malade n'a jamais pu se coucher sur le côté gauche.

Bonne intelligence, et bien développée : cette fille a toujours été un peu sensible au froid, mais non à un degré exagéré, et elle préférait supporter le froid que rester longtemps dans une chambre fermée.

A l'époque de la mort de sa mère, survenue en avril 1853, son état était le même qu'antérieurement, et ses souffrances ne l'empêchaient pas de continuer son commerce de lait, dans la rue Coquillière, où elle se rendait seule chaque matin.

En mai 1860, son état empira, les accès de suffocation se répétaient avec une fréquence déplorable; la respiration était continuellement pénible, et par la suite elle se vit forcée à entrer à l'hôpital Beaujon, service de M. Moutard-Martin. Elle y passa plusieurs mois, et plus tard elle vint à la Pitié, dans le service de M. Gueneau de Mussy, où elle entra, pour la deuxième fois, le 22 avril 1861.

Examinant minutieusement la malade, j'ai constaté l'état suivant.

Habitude extérieure. Taille ordinaire, plutôt petite que grande, embonpoint assez considérable; cheveux châtains et peu fournis, yeux gris clair; sa figure exprime la douceur et est un peu bouffie, d'une pâleur mate, presque nacrée ; les joues sont rouges, légèrement bleuâtres, quelques vaisseaux capillaires très-fins se dessinent à travers l'épiderme, surtout au niveau des pommettes.

Les deux orbites sont cernés à la partie inférieure par un demi-cercle bleu, presque foncé, d'un centimètre de largeur. Les extrémités des oreilles et du nez ne présentent aucune coloration anormale.

Les lèvres sont rouge foncé comme les gencives et la face profonde des joues.

Le doigt ne laisse pas d'empreinte sur les téguments de la face.

Le regard est langoureux et n'a pas la vivacité qu'on remarque si souvent chez les personnes atteintes d'affection du cœur.

Le cou est gros, court, et on voit facilement les jugulaires antérieures.

La poitrine est bien développée, les seins gros, et la circonférence gauche de la poitrine paraît plus bombée que la droite.

A la vue, on remarque le soulèvement intermittent de la région cardiaque, causé par les mouvements du cœur. Les parois de cette région ne sont pas œdématiées et ne présentent aucune coloration anormale.

Il n'existe pas de reflux veineux dans les veines du cou.

L'abdomen est saillant, dur au toucher et mat à la percussion dans le tiers inférieur, on reconnaît facilement qu'il renferme du liquide. Dans la région hépatique, la percussion montre le foie débordant de trois travers de doigt la dernière fausse côte. La pression sur cette dernière région n'est pas douloureuse actuellement.

Les membres supérieurs (non infiltrés) ont une teinte bleuâtre très-légère vers la partie antérieure des avant-bras et dans la main; cette couleur disparaît momentanément par la pression et augmente considérablement au moment des accès de suffocation.

Les membres inférieurs sont infiltrés dans toute leur longueur; cette infiltration, qui date seulement du mois de janvier dernier, est pâteuse, blanche, parcourue par des vaisseaux plus ou moins fins, et conserve l'empreinte des doigts. Les pieds sont œdématiés, mais sans coloration bleue.

Le sommeil est agité. Les fonctions digestives et urinaires s'exécutent bien. Il n'y a ni albumine ni sucre dans les urines. Cette infiltration séreuse et l'ascite n'existent que depuis le mois de janvier : je suis certain de ce fait, car non-seulement j'observais déjà à cette époque cette malade, mais aussi mon cher ami et collègue le Dr Durante, qui l'avait examinée en octobre 1860, avait alors constaté l'absence de ces phénomènes morbides.

La respiration est ordinairement laborieuse et fréquente; dans les moments de calme, on compte 25 à 30 respirations par minute, et le chiffre monte à 70 lorsque la malade éprouve un accès de suffocation.

Les bruits respiratoires sont accompagnés, dans les deux poumons, d'un râle *crépitant fin*, humide, qu'on entend dans toute la partie postérieure du thorax et plus marqué à gauche.

Le pouls est très-petit, dur, irrégulier (1), et bat 100 fois par

---

(1) Mon excellent ami le Dr Marey, qui eut l'occasion d'examiner cette malade, a eu la bonté de me donner les dessins du pouls de cette fille, obtenus avec l'ingénieux instrument de son invention. Le pouls a été pris à deux époques différentes :

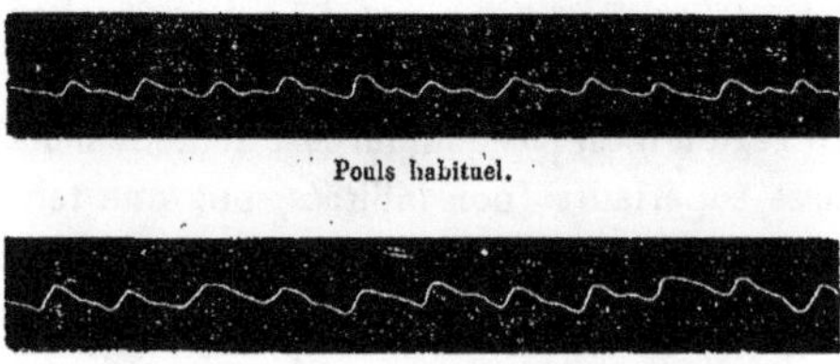

Pouls habituel.

Pouls après un excès de suffocation.

minute; les artères radiales sont sinueuses et comme striées. Le pouls est plus fort dans l'artère droite que dans la gauche.

Il n'existe ni pouls veineux ni souffle dans les vaisseaux du cou.

La main appliquée sur la paroi antérieure de la poitrine est fortement frappée par le cœur. Les mouvements de ce viscère sont très-forts, tumultueux, et produisent dans la main l'impression du choc d'une masse pesante; bref, on perçoit tous les phénomènes du *frémissement cataire* portés à un haut degré.

La pointe du cœur frappe la poitrine entre la sixième et la septième côte, à deux travers de doigt en dehors d'une ligne qui descendrait du mamelon.

A la percussion, on constate de la matité limitée en haut par la deuxième côte, en bas par la septième, à droite par le tiers droit du sternum, et à gauche par une ligne tracée à deux travers de doigt à gauche du mamelon. Ce son mat est beaucoup plus marqué entre la troisième et la sixième côte.

A l'auscultation, nous avons trouvé : impulsion du cœur très-exagérée, les bruits de cet organe font pour ainsi dire mal à l'oreille; battements cardiaques accélérés, tumultueux et très-irréguliers. De prime abord, on n'entend qu'un fort bruissement râpeux, rude, plus fort vers la pointe du cœur, et qu'on perçoit plus faible dans l'épigastre, dans le côté droit de la poitrine, et jusqu'à la première côte gauche.

Analysant mieux ces bruits anormaux, on trouve que ce *bruit râpeux remplace le deuxième temps du cœur, a son maximum à la pointe de cet organe et s'arrête brusquement au niveau de la deuxième côte, de manière qu'il ne se prolonge pas dans les artères. Le premier temps est ainsi remplacé par un bruit de souffle rude, mais non râpeux, ayant son maximum à la base du cœur, très-superficiel et plus sensible au niveau du bord inférieur de la deuxième côte, et contigu au bord gauche du sternum.* Dans la partie postérieure de la poitrine, et dans les artères du cou, on ne trouve pas de bruits de souffle.

On diagnostique : *rétrécissement de l'artère pulmonaire avec com-*

munication probable des cavités droites et gauches du cœur, et hypertrophie considérable de cet organe.

On prescrit 12 gouttes de teinture de digitale, et 30 ventouses sèches dans le dos et la poitrine.

Les jours suivants, l'état de notre malade n'a subi aucun changement ; la digitale calmait très-peu les palpitations mais n'empêchait pas les accès de suffocation.

Ces accès étaient le symptôme le plus alarmant que présentât notre malade : ils ont affecté toujours une fréquence irrégulière, tantôt c'était pendant la nuit, tantôt le matin, d'autres fois deux ou trois fois par jour ; cependant j'ai cru observer qu'ils survenaient plus souvent vers la fin du jour. La malade les redoutait beaucoup, et pour les prévenir restait toujours dans la salle, car, étant descendue deux ou trois fois au jardin, la fatigue de monter les escaliers lui avait occasionné des accès très-forts.

Ces accès survenaient rapidement et sans prodromes évidents ; d'abord un peu de gêne de la respiration et palpitations plus fortes que d'habitude. Ces phénomènes augmentent rapidement, la figure devient vultueuse et bleuâtre, les lèvres rouges violettes, les yeux saillants et hagards, et sa physionomie exprime l'angoisse et la souffrance. Dans ces moments, elle ne pouvait rester ni debout ni couchée, et se tenait assise sur son lit, la tête penchée sur la poitrine et les bras fortement appuyés sur les couvertures, afin de prendre un point d'appui pour pouvoir respirer.

La respiration était alors d'une fréquence excessive (80 à 90 par minute) et très-bruyante. Les bruits du cœur étaient beaucoup plus forts, plus tumultueux, et dans ces moments d'angoisse on ne pouvait guère les analyser.

Les avant-bras, comme les mains et la figure, prenaient une couleur violacée.

Ces accès duraient habituellement une heure, pendant laquelle on sinapisait constamment la malade ; après leur terminaison, elle dormait deux ou trois heures.

Dans l'intervalle des accès, cette fille restait levée ordinairement, aidait la religieuse du service dans les différents besoins de la salle, et cherchait toujours les fenêtres ouvertes pour mieux respirer.

Cet état continua jusqu'au 13 mai : à trois heures du soir, étant assise à côté d'une fenêtre, elle eut un vertige instantané, et, immédiatement après, elle se sentit paralysée du côté droit du corps, et ce ne fut que difficilement qu'elle put articuler quelques mots à peine intelligibles. On la transporta dans son lit, duquel elle ne devait plus se lever.

Le lendemain, nous constatons l'état suivant : paralysie du côté gauche de la face, qui est beaucoup plus bouffie que les jours précédents ; la bouche est fortement déviée et la commissure labiale est dirigée de bas en haut et de droite à gauche ; la parole est très-difficile. C'est avec peine qu'elle nous raconte ce qui lui est arrivée la veille ; l'intelligence est intacte.

Les membres du côté gauche sont complétement paralysés du mouvement et du sentiment ; le membre supérieur gauche est œdématié et paraît plus froid que celui du côté opposé. On ne trouve pas le pouls dans la radiale gauche, et ce n'est que vers le tiers inférieur du bras que l'on perçoit des pulsations artérielles très-faibles ; la main gauche est très-œdématiée.

Aucun de ces signes morbides n'existe dans le côté droit du corps.

Le pouls est à 70, petit, irrégulier et non fébrile ; l'appétit est conservé.

Nous croyons à une hémorrhagie cérébrale, et l'on prescrit une potion avec 12 grammes de carbonate de magnésie.

Continuation de la digitale ; frictions sèches avec une brosse sur les membres paralysés.

Le 14. Même état que le jour précédent ; la malade n'a pas eu d'accès de suffocation, mais les palpitations cardiaques empêchent tout repos ; son moral est très-affecté, elle croit mourir bientôt ; toux plus fréquente, quoique moins quinteuse ; la figure paraît moins déviée ; même paralysie des membres ; elle a été hier trois fois à la garde-robe.

Le 15. Le pouls commence à être sensible dans l'artère radiale gauche, et souvent les pulsations très-faibles qu'on perçoit disparaissent sous le doigt pendant quelques secondes.

Dans l'artère radiale droite, le pouls est un peu fort, bat 80 fois par minute et est irrégulier; apyrexie complète comme les jours précédents; côté gauche du corps moins chaud que le droit; état général très-détérioré; figure bouffie et très-injectée au niveau des pommettes; parole beaucoup plus facile; elle va à la selle chaque jour sans diarrhée ni constipation.

Le 15 et jours suivants. Son état s'est amélioré; la figure n'est plus paralysée; la bouche n'est plus déviée et les deux joues sont sensibles; la paralysie des membres persiste toujours; elle n'a pas eu de nouvel accès d'asthme depuis le 13; mais la respiration est toujours difficile et haletante; on compte 30 respirations par minute. L'état général s'est empiré; appétit irrégulier; langue sèche et noirâtre; abattement général.

1er juin. A quatre heures du matin, elle a un crachement de sang et des douleurs vagues dans la poitrine. Le sang expectoré, mêlé de mucosités, remplit le quart du crachoir et est composé par du sang noir et caillé.

A la percussion, à la visite du matin, nous trouvâmes une matité occupant les deux tiers inférieurs de chaque poumon, mais cette matité est différente de celle que produit un épanchement pleural; ainsi la région où elle se trouve est élastique et donne au doigt une sensation *pâteuse*, analogue à celle qu'on perçoit dans la pneumonie étendue.

L'oreille constate l'existence de râles humides dans toute l'étendue de la poitrine, mêlés de bulles nombreuses et plus ou moins fines de râle crépitant.

C'était vers cette époque que la fille G..... devait avoir ses règles, et en effet, le 1er au soir, elles ont commencé à couler, accompagnées de fortes douleurs lombaires.

L'oppression est extrême; la pauvre fille pleure et perd tout espoir; le côté gauche est toujours paralysé et enflé.

Le 2. La malade a craché plusieurs fois du sang, mais en petite quantité; la toux est fréquente et douloureuse.

Les bruits du cœur ne peuvent plus être analysés, car les bruits pulmonaires empêchent l'auscultation de cet organe; cependant le bruit râpeux est très-fort et masque tout autre bruit. Absence de souffle dans les carotides et de pouls veineux.

Les palpitations sont insupportables; la malade désire mourir, ne peut plus rester couchée et se tient assise, appuyée sur plusieurs oreillers; sa figure a pris une couleur cyanique générale, et les membres sont sillonnés de marbrures rouges violacées.

L'haleine de la malade répand une odeur éthérée que M. Gueneau de Mussy croit être caractéristique de l'apoplexie pulmonaire.

On applique un large vésicatoire de chaque côté de la poitrine, en arrière, et on porte à 30 gouttes la dose de teinture de digitale.

La malade dépérit rapidement; les forces l'abandonnent; elle a perdu l'appétit; le sommeil la soulage rarement, et enfin elle meurt le 24 juin après une agonie de plusieurs jours.

Autopsie faite trente-deux heures après la mort.

Infiltration générale du corps plus marquée dans les membres inférieurs, qui sont couverts de traînées rouges violacées suivant le trajet des veines superficielles; ces traînées forment plusieurs réseaux que circonscrivent des espaces irréguliers dans lesquels la peau est blanche et œdématiée.

La figure est violette et cette couleur est plus foncée au niveau des lèvres; par le nez et par la bouche s'écoulent des mucosités sanguinolentes.

L'abdomen est ballonné et fluctuant.

La poitrine est large et bombée en avant; le côté gauche paraît avoir une circonférence plus grande que le droit.

Dans les membres supérieurs, on voit les mêmes traînées bleuâtres que dans les inférieurs, mais moins colorées et beaucoup moins nombreuses.

A l'ouverture du corps, nous avons trouvé les altérations suivantes :

Abdomen. Cette cavité contient une quantité de liquide qu'on peut évaluer à 5 litres. Ce liquide est clair citrin et transparent, sans pus ni fausses membranes.

Les surfaces péritonéales sont lisses, grises et lubréfiées.

Les intestins, l'estomac, la rate, le pancréas, ne présentent aucune altération. Le foie déborde les fausses côtes; sa substance est rouge vineuse et uniforme, de manière qu'on ne distingue les corpuscules jaunes de cet organe.

Les organes génitaux et les reins n'offrent aucune altération spéciale ; bref, dans l'abdomen, nous n'avons trouvé que des altérations consécutives à l'asphyxie ultime et à la longueur de l'agonie. Les veines iliaques, la porte et le reste du système veineux contenu dans le ventre, étaient remplis de sang noir et faiblement caillé.

Dans les deux autres cavités, nous avons trouvé des altérations qui méritent davantage de fixer notre attention.

Poitrine. Nous avons ouvert cette cavité en coupant les côtes assez loin de leur union aux cartilages, et scié les deux clavicules. La paroi thoracique antérieure a été alors relevée vers le cou, en ayant soin de ne pas ouvrir le péricarde. De cette manière (classique, du reste), nous avons pu étudier les rapports qu'offraient entre eux les organes contenus dans la poitrine avant toute dissection.

Le sac péricardique remplit toute la moitié gauche et s'avance vers la droite dans une étendue de quatre travers de doigt.

Le poumon gauche recouvre un peu (trois travers de doigt) le péricarde.

Les deux poumons étaient gris, tachetés de noir, et crépitants dans leur partie antérieure, seule visible alors.

Le péricarde renfermant le cœur s'étend depuis le diaphragme jusqu'à la deuxième côte ; de haut en bas, il a 25 centimètres et 16 d'un côté à l'autre ; il comprime le poumon gauche, qui paraît beaucoup moins épais que le droit.

La surface externe du péricarde a une couleur grise jaunâtre et est recouverte par une couche de tissu cellulaire aréolaire lâche et peu considérable, comme on le trouve habituellement dans le médiastin antérieur.

A l'ouverture du péricarde, il s'est échappé peut-être 60 grammes de liquide clair et transparent.

Le feuillet fibreux a l'épaisseur habituelle et n'est pas injecté ni vascularisé ; le feuillet séreux, transparent, permet de voir la surface du cœur qu'il recouvre.

Les deux poumons retirés de la poitrine avec le cœur et les gros vaisseaux, nous avons constaté la disposition qui suit :

Poumon gauche. Cet organe est gris cendré et piqueté de noir dans son tiers antérieur et au sommet, qui renferme trois ou quatre petits tubercules crus ; sa face interne offre une concavité plus marquée qu'à l'état normal et produite par la compression du cœur.

La face externe et la plèvre, qui la recouvre, sont saines ; les deux tiers postérieurs et la base de ce poumon sont fortement congestionnés ; la couleur de ces parties est rouge lie de vin et leur densité est supérieure à celle des parties du même poumon non colorées ; cependant un petit morceau de ce poumon congestionné surnage l'eau.

Incisant en plusieurs sens cet organe, nous avons constaté deux espèces d'altérations :

1° Dans la plus grande partie du poumon, l'aspect de la section est rouge vineuse, uniforme, non granitée et molle au doigt. Par la pression digitale, on fait sortir une écume sanguinolente.

2° Près de la base et du bord postérieur, à 3 centimètres de la face inférieure, nous avons trouvé quelques taches rouge-noir, de forme circulaire ; la plus grande a 5 centimètres de diamètre ; leurs bords sont irréguliers et tranchent avec la couleur moins sombre du reste du poumon. La plus petite de ces taches a 2 centimètres et demi de diamètre.

Ces taches circulaires sont le résultat de la section de quatre sphères assez régulières formées dans le tissu pulmonaire par du sang épanché et caillé, en un mot, de véritables foyers apoplectiques.

Par le lavage, nous avons séparé avec grande difficulté et incomplétement ces caillots, et, malgré nos recherches minutieuses, nous n'avons pas pu découvrir les vaisseaux qui ont versé ce sang.

Le parenchyme pulmonaire qui entoure ces foyers est légèrement induré.

Poumon droit. Il est plus volumineux et moins comprimé latéralement que le gauche ; il est aussi congestionné que celui du côté opposé, et, comme lui, il présente quelques foyers apoplectiques, mais plus petits et moins réguliers.

Le thymus n'offre rien de notable.

Les bronches et la trachée sont normales et renferment des mucosités écumeuses et rougeâtres.

Cœur et gros vaisseaux. Voir les planches qui accompagnent ce travail ; elles ont été dessinées le lendemain de l'autopsie et leurs dimensions sont les mêmes que celles que présentait le cœur dans ses différentes parties ; à l'exemple de M. Bernutz, nous avons réuni ces dimensions dans le tableau ci-dessous (1).

---

	m. c.
(1) Hauteur des ventricules prise en avant, de l'origine de l'aorte à la pointe du cœur	0,16
Hauteur des ventricules prise en arrière, du bord supérieur du sillon à la pointe du cœur	0,12
Bord gauche	0,125
Bord droit	0,152
Circonférence des ventricules à la base du cœur	0,34
Moitié antérieure de cette circonférence	0,20
Moitié postérieure de cette circonférence	0,14

L'organe central de la circulation (voy. pl. I) a un volume énorme ; c'est un spécimen du véritable cœur de bœuf.

La surface externe est rouge sombre et très-lisse ; un peu de

---

Oreillette gauche.

	m. c.
Diamètre de chaque veine pulmonaire	0,1
Diamètre transversal de l'oreillette	0,045
Épaisseur de la paroi prise à la partie moyenne	0,002

Oreillette droite.

Circonférence de la veine cave supérieure	0,12
Diamètre de la veine coronaire	0,015
Diamètre transversal de la cavité	0,042
Épaisseur de la paroi prise à la partie moyenne	0,002
Diamètre de la membrane fibreuse qu'obstrue le trou de Botal	0,025

Ventricule gauche.

Épaisseur de la paroi prise à la partie moyenne, sans compter l'épaisseur des colonnes charnues	0,02
L'épaisseur des colonnes comprise	0,035
Hauteur de la cavité ventriculaire prise dès l'orifice aortique à la pointe du cœur	0,10
Diamètre de l'orifice auriculo-ventriculaire	0,03
Circonférence du même	0,125
Valvule mitrale : hauteur de la grande lame	0,032
Valvule mitrale : — de l'externe	0,013
Circonférence de l'orifice aortique	0,04
Diamètre du même	0,015
Diamètre regardant le ventricule	0,011
Hauteur des valvules aortiques	0,004
Circonférence de l'aorte au-dessous du tronc brachio-céphalique	0,06
Épaisseur des parois de l'aorte	0,002

Ventricule droit.

Épaisseur de la paroi prise à la partie moyenne, sans compter l'épaisseur des colonnes charnues	0,01

graisse, moins qu'on n'en trouve habituellement, occupe la partie inférieure et antérieure du sillon auriculo-ventriculaire et encore en moindre quantité le sillon longitudinal.

La consistance du cœur est ferme au toucher, et, par la palpation, on reconnaît que les cavités sont remplies de caillots.

La forme du cœur est irrégulière; la pointe a disparu, les dimensions du diamètre transversal sont au moins aussi considérables que celles du diamètre longitudinal, de manière que cet organe a la forme d'une gibecière (voy. le tableau des dimensions).

Le sillon longitudinal antérieur est placé à l'union du cinquième gauche avec les quatre cinquièmes droits de la face antérieure, qui conséquemment et formée presque en totalité par le ventricule droit.

De plus, le bord droit du cœur, avant de le retirer de la poitrine, regardait un peu en arrière et le bord gauche en avant, de manière que le cœur avait subi un mouvement de bascule en arrière et à droite.

Le sillon longitudinal postérieur est situé dans la ligne médiane de la face postérieure.

Les artères coronaires présentent leur calibre ordinaire et ne sont ni ossifiées ni indurées.

La surface externe des oreillettes a en arrière 4 centimètres de hauteur et ne présente aucune altération.

---

	m. c.
L'épaisseur des colonnes comprise	0,014
Hauteur de la cavité	0,08
Diamètre de l'orifice auriculo-ventriculaire	0,055
Hauteur de la valvule tricuspide	0,03
Circonférence de l'orifice de l'artère pulmonaire	0,065
Circonférence de l'artère pulmonaire au-dessus des valvules sigmoïdes	0,075
Épaisseur de l'artère pulmonaire	0,002

Parois et cavités du cœur.

Oreillette gauche. Cette cavité a une forme carrée (voy. le tableau des dimensions), et renferme quelques caillots ; sa surface interne présente l'aspect strié qui lui est habituel, les colonnes charnues ne sont pas hypertrophiées.

Oreillette droite (voy. les dimensions). Une grande quantité de caillots noirs distend cette cavité; les parois présentent des colonnes charnues, minces et pâles ; la membrane fibreuse qui ferme le trou de Botal est jaune, dure et intacte, de manière qu'il n'existe pas la moindre communication entre les deux oreillettes.

Ventricule gauche. Il est rempli et distendu par une quantité énorme de caillots noirs et diffluents, libres en partie et en partie emprisonnés dans le réseau des fibres charnues ; la forme de cette cavité est conique, ses parois sont plus épaisses qu'à l'état normal ; les fibres qui composent cette paroi, comme les colonnes charnues, sont de couleur rouge sombre, de consistance ferme, et tout le tissu paraît abreuvé de sang.

L'endocarde n'est pas épaissi et ne présente rien d'anormal.

Ventricule droit. Il est considérablement dilaté et rempli par une grande quantité de caillots noirs et mous; sa surface interne est recouverte de colonnes charnues plus fortes que celles qu'on trouve ordinairement ; les parois ne sont pas d'une épaisseur considérable ; cependant elles sont plus épaisses qu'à l'état ordinaire (voy. le tableau).

La cloison interventriculaire n'est perforée en aucun point.

Orifices et *valvules.* Ces parties ont suivi (excepté l'orifice aortique) le travail de dilatation générale du cœur ; les orifices sont plus larges qu'à l'état normal, et les valvules qui les ferment, plus développées, sont souples, lisses, et l'endocarde est sain partout.

Les valvules ventriculo-pulmonaires , quoique non déformées ni indurées, ne ferment pas complétement l'orifice pulmonaire ; nous les avons rapprochées plusieurs fois entre elles et il restait toujours une petite ouverture.

Les orifices auriculo-ventriculaires ne présentant aucune altération, je ne crois pas nécessaire de les décrire (pour les dimensions, voy. le tableau).

L'orifice et les valvules aortiques sont au contraire profondément altérées.

Nous avons fait un lambeau en V (pl. III), qui comprenait la paroi antérieure du ventricule gauche ; de cette manière la partie ventriculaire de l'orifice aortique reste découverte; cet orifice, au lieu d'être circulaire et entouré d'une membrane fibreuse, souple, mince et régulière, est au contraire trapézoïdal, et son ouverture n'a que 11 millimètres de diamètre; les bords sont indurés, et, au doigt, on sent une résistance cartilagineuse ; de ces bords, partent six petits cordons durs, irréguliers, qui vont se perdre dans la substance charnue du cœur; les valvules aortiques sont aussi altérées; leur forme n'est pas normale (voy. pl. III, fig. 2), car le triangle qu'elles représentent habituellement est remplacé dans chaque valvule par des losanges irréguliers : le bord adhérent de chaque valvule se comporte comme à l'ordinaire, mais les bords libres sont soudés entre eux; la partie où se trouvent les tubercules d'Arantius est effacée, et ces tubercules n'existent pas ; dans chaque valvule, on voit une légère infiltration athéromateuse sous forme de petites taches disséminées.

La valvule postérieure est perforée d'une ouverture très-petite qui a moins d'un millimètre de diamètre; l'épaisseur des valvules est un peu plus considérable qu'à l'état normal.

Gros vaisseaux et *canal artériel*. L'aorte, à sa sortie du cœur, se dirige en haut et à droite, passe devant la branche droite de l'artère pulmonaire, donne le tronc brachio-céphalique, la carotide gauche, et reçoit 2 centimètres plus loin le canal artériel ; après elle se comporte comme à l'ordinaire.

Dans ces diverses parties son diamètre présente quelques différences importantes.

A sa sortie du ventricule, il est de $0^{m},025$, et sa circonférence de $0^{m},05$.

Immédiatement au-dessous du tronc brachio-céphalique, la circonférence est de $0^{m},065$.

Entre la carotide gauche et l'insertion du canal artériel le diamètre de l'aorte est de 19 millimètres, et, après cette anastomose, le même diamètre est de 26^{mm}, de manière qu'on pourrait dire que cette artère augmente de calibre par cette communication anormale. Cette différence de diamètre a été fidèlement reproduite dans la planche I.

Le reste du vaisseau aortique ne présente plus rien de remarquable jusqu'à sa terminaison, si ce n'est qu'il est rempli dans sa moitié inférieure par des caillots sains qui ont empêché qu'elle s'aplatisse.

L'artère pulmonaire, à sa sortie du sillon transverse du cœur, se dirige en haut et à gauche et donne, à 2 centimètres et demi de son origine, la branche pulmonaire droite, un peu plus haut la gauche; de cette bifurcation, part un autre vaisseau, long et large d'un centimètre, qui se dirige en haut et un peu à gauche jusqu'à la partie inférieure de la crosse aortique avec laquelle il se continue à angle droit.

Ce canal anormal est cylindrique, peu dur, gris, et donne au doigt la sensation d'un tube creux; avec ces caractères, il est évident que ce vaisseau n'est autre que le canal artériel, qui, au lieu d'être oblitéré et constitué par un ligament, est resté perméable pour établir une large communication entre l'aorte et l'artère pulmonaire.

Pour nous en assurer davantage, nous avons introduit une sonde en gomme élastique par la carotide gauche et sans aucune difficulté; nous l'avons conduite dans l'artère pulmonaire. L'épaisseur de ce canal était analogue à celle de l'aorte et plus grande que celle de l'artère pulmonaire.

Les vaisseaux étant ouverts dans ce sens longitudinal, nous avons constaté que le diamètre du canal artériel est d'un centimètre, et que sa surface interne, lisse, grise et polie, se continue insensiblement avec celle des artères aorte et pulmonaire; du côté de cette dernière, il aboutit au niveau de sa bifurcation.

Les artères aorte et pulmonaire ne présentent aucune altération dans leurs surfaces internes. La pulmonaire est remplie de caillots noirs et mous qui manquent dans l'aorte et dans le canal artériel; dans ce dernier conduit, on reconnaît facilement l'existence des trois tuniques.

Les carotides ont été examinées jusque dans l'interieur du crâne et ne présentent rien de particulier. Les deux artères radiales avaient un même diamètre, plus petit qu'à l'état normal; mais ni dans les artères de la partie supérieure du corps, ni dans celles de la partie inférieure, il n'existait aucune oblitération vasculaire ni caillots en voie de s'organiser.

Dans la cavité crânienne, nous avons trouvé l'état suivant :

La dure-mère, l'arachnoïde, et la pie-mère, n'offrent nulle altération caractéristique, si ce n'est une injection vasculaire assez marquée.

La substance cérébrale est grise, pâle et dure; les deux substances corticale et médullaire sont bien limitées; çà et là on voit du piqueté sanguin.

Dans l'hémisphère gauche, on ne trouve rien de pathologique; au contraire, dans le droit et dans le ventricule latéral, on voit une tache brune-chocolat, qui occupe les deux tiers postérieurs du corps strié et le tiers antérieur de la couche optique; cette tache a 4 centimètres d'avant en arrière, et 3 d'un côté à l'autre; ses bords sont courbes et non sinueux. Elle est constituée par une substance molle, facile à détacher, qu'on peut comparer à la crème de chocolat. L'épaisseur de cette substance est de 3 millimètres, et au-dessous d'elle on voit la substance cérébrale rougeâtre et ramollie. Le ventricule latéral droit contient du liquide gris sale en petite quantité.

OBSERVATION VII (1).

Anévrysme de l'aorte communiquant avec l'artère pulmonaire.

G. J...., âgé de 60 ans, fut conduit déjà mourant dans la salle de clinique du professeur Graham, et mourut immédiatement après son admission. Aucun renseignement de sa maladie ne put être obtenu, mais il paraît qu'il avait été vu par un médecin, dans sa demeure, un mois avant son entrée à l'hôpital, et qu'il éprouvait des souffrances consécutives à une hypertrophie du cœur gauche, et qu'il avait une dyspnée considérable.

Autopsie trente-six heures après la mort.

Un peu de sérosité dans la cavité du péricarde.

Le cœur droit était distendu par des caillots sanguins déjà décolorés ; la cavité du ventricule gauche était élargie considérablement, avec hypertrophie des parois, et sa pointe était entraînée d'un pouce au moins vers le ventricule droit.

Les lèvres de la valvule mitrale contiennent quelques incrustations dures et minces dans leurs bords adhérents, mais elles ne sont pas raccourcies, et l'orifice auriculo-ventriculaire n'est pas dilaté. Plusieurs excroissances verruqueuses irrégulières adhèrent à la surface interne de la valvule aortique gauche et postérieure, et empêchent l'occlusion, quoique les valvules mêmes ne soient pas raccourcies. Une petite quantité d'excroissances verruqueuses est aussi fixée sur l'anneau de l'orifice aortique, immédiatement au-dessous des bords adhérents des valvules semi-lunaires. La portion ascendante de la crosse aortique est un peu dilatée, et présente dans sa

(1) *Four cases of aneurysme of the arch of the aorta*, by John Reid (*The Edinburgh medical and surgical journal*, t. LIII, p. 101 ; 1840).

surface interne plusieurs taches et élevures de matière jaunâtre mince. La partie de l'aorte qui donne naissance au tronc brachio-céphalique était normale ; immédiatement après l'origine de la sous-clavière gauche, l'aorte prenait un calibre triple de l'ordinaire, et reprenait son volume habituel à 1 pouce au-dessus de son passage à travers le diaphragme. Dans la partie droite et supérieure de cette dilatation, on voit une poche anévrysmale infundibuliforme d'un pouce à peu près de long, dirigée en avant et à droite, et en rapport avec la branche gauche de l'artère pulmonaire, un quart de pouce après la bifurcation de cette dernière, de manière qu'il existait une communication entre la dilatation aortique et la branche gauche de l'artère pulmonaire.

La poche anévrysmale, dans l'endroit de communication avec l'aorte dilatée, pouvait recevoir l'extrémité du pouce, et dans l'endroit qui communiquait avec l'artère pulmonaire, son calibre était au plus celui de la carotide ou de la sous-clavière.

L'orifice, dans l'artère pulmonaire, était un peu arrondi, irrégulier et plissé ; la surface interne de l'artère pulmonaire présentait plusieurs dépôts de matière jaune autour de cet orifice, et il y avait encore une certaine quantité de cette même matière dans la partie supérieure et voisine des valvules semi-lunaires pulmonaires. Vers la partie supérieure de la portion dilatée de l'aorte descendante, les tuniques du vaisseau sont à peine altérées ; mais il y a, vers la partie moyenne et dans la face interne du vaisseau, plusieurs dépôts jaunes et calcaires. Les lobes inférieurs de chaque poumon présentent une portion grande comme un œuf de pigeon, circonscrite et dense (apoplexie pulmonaire), de couleur rouge foncée, et l'une d'elles contenant une petite quantité de pus dans son centre. On trouva une autre portion de poumon dense, de la même dimension que celles déjà décrites, dans la partie supérieure du poumon gauche, laquelle avait une couleur jaune-brun.

Le foie était très-pâle et ressemblait un peu au foie gras ; dans les veines, on voyait dans la substance corticale quelques granulations calcaires. La rate était assez grande et plus dure que d'habitude.

La communication entre l'aorte et l'artère pulmonaire occupe exactement la même place que le canal artériel chez le fœtus.

ANATOMIE PATHOLOGIQUE.

Dans toutes nos observations, le fait principal est la communication des artères aorte et pulmonaire dans l'endroit où se trouve le canal artériel. Cette communication a été trouvée sous différentes formes, c'est-à-dire que tantôt il y a un canal, tantôt il n'y a qu'un adossement entre les deux grandes artères. Lorsque le canal a existé (observations de Sanders et la nôtre), il n'a pas été trouvé du même calibre; il paraît que selon que l'individu est plus jeune, le canal est plus large : ainsi, dans l'observation de Sanders, son calibre égalait celui de l'aorte; dans la nôtre, il n'avait qu'un centimètre de diamètre. Ce canal n'a présenté aucune altération pathologique ; la membrane interne, lisse et polie, se continuait insensiblement dans l'aorte et dans l'artère pulmonaire; son étendue, non indiquée dans l'observation de Sanders, était d'un centimètre et demi dans la nôtre. Les parois du canal avaient la consistance de celles de l'aorte.

Dans ces deux observations, il n'existait pas de dilatation de l'artère pulmonaire.

Dans les autres observations, la communication artérioso-veineuse ne se faisait pas au moyen d'un canal, il y avait adossement de deux vaisseaux ; mais, comme cet adossement occupait la place du canal artériel et qu'on ne trouvait aucun indice d'ulcération et de perforation de l'un de ces vaisseaux, il est évident que cette communication était le canal artériel persistant.

Il est à remarquer que dans ces dernières observations il a existé une dilatation ou de l'artère pulmonaire, ou de l'aorte, ou des deux vaisseaux en même temps, de manière qu'on peut croire que cette dilatation s'est faite en partie aux dépens du canal artériel.

Quoi qu'il en soit, cette ouverture le plus souvent a été recouverte de produits athéromateux, crétacés ou osseux; leur calibre a été égal à celui de la carotide (Reid), ou assez grand pour laisser passer un doigt (Luys) ou pour permettre le passage d'un gros pois (Duroziez).

Une fois, dans cette deuxième catégorie, il n'y avait pas de produits athéromateux (Bernutz), et l'ouverture était située au sommet d'une dilatation ampullaire de l'artère pulmonaire.

Comme conséquence de cette communication artérioso-veineuse, nous trouvons dans les observations les complications suivantes :

L'artère pulmonaire est souvent dilatée, on l'a trouvée 4 fois dans cet état ; la dilatation a été générale, ou bien limitée à l'endroit de sa bifurcation ou bien à son origine. Dans cette dernière observation (Babington), elle avait 4 pouces un quart anglais. 3 fois l'artère pulmonaire offrait sa membrane interne recouverte de produits jaunâtres.

Les valvules semi-lunaires pulmonaires ont souvent présenté des altérations qui ont varié d'intensité et de nature. Dans les observations de Luys, Duroziez et Sanders, elles n'ont présenté aucune altération ; dans la nôtre, elles étaient saines, mais paraissaient ne pas fermer complétement l'orifice correspondant.

Dans l'observation de M. Bernutz, elles étaient épaissies et augmentées : enfin la lésion était portée à son maximum dans le cas de Babington, puisqu'elles étaient perforées en plusieurs endroits. L'orifice ventriculo-pulmonaire n'a jamais été trouvé rétréci, et au contaire, dans quelques observations, on l'a vu augmenté de circonférence.

L'oreillette droite, dans presque toutes les observations, a été trouvée participant à l'hypertrophie générale du cœur, et dans quelques observations, surtout dans celle de M. Bernutz, elle était énorme, très-dilatée, et ses parois recouvertes par des fibres musculaires comme les ventricules. Le trou de Botal constamment a été fermé, et les valvules primitives remplacées par une membrane fibreuse dure et intacte, de manière que la communication entre les deux oreillettes droite et gauche n'existait pas.

Le ventricule droit n'a pas manqué une seule fois, dans nos observations, de présenter des parois épaisses, fortes, et une cavité beaucoup plus considérable qu'à l'état normal ; sa cavité contenait des caillots plus ou moins anciens et en très-grande quantité. La paroi ventriculaire a toujours été intacte, et ne permettait conséquemment aucune communication avec le ventricule gauche.

Les altérations suivantes ont été présentées par l'aorte. Le calibre de ce vaisseau, trouvé normal dans les observations de Sanders et de M. Luys, a été trouvé dilaté dans celle de M. Bernutz, de calibre inégal dans celles de M. Duroziez et la nôtre, et rétréci dans toute son étendue dans celle de Babington ; de plus, dans l'observation de Reid, un véritable anévrysme s'était produit dans ce vaisseau ; mais, comme cette tumeur occupait toute l'aorte thoracique, nous croyons qu'elle était indépendante de la persistance du canal artériel, et peut-être primitive à cette dernière lésion. Le manque de symptômes du sujet de Reid, la nature des lésions, et la présence de la tumeur anévrysmatique, nous font douter de la véritable nature de l'affection, et c'est avec la plus grande réserve que nous l'avons comprise parmi les cas de persistance du canal artériel.

Lorsque l'aorte a été trouvée dilatée, cette dilatation siégeait au niveau de l'émergence de tronc brachio-céphalique et était fusiforme ; la dilatation s'élevait au chiffre considérable de 13 centimètres de circonférence.

Dans l'observation de M. Duroziez comme dans la nôtre, il paraît que la communication avec le canal artériel a influencé le calibre de l'aorte thoracique. Dans la première, on voit qu'avant l'abouchement du canal artériel, la circonférence de l'aorte était de $0^{m},045$, et après cet abouchement, de $0^{m},055$. Dans la nôtre, comme on peut le voir dans la planche I, le diamètre de l'aorte a 19 millimètres avant l'anastomose du vaisseau persistant, et 25 millimètres après cette communication.

Dans l'observation de Babington le calibre de la grande artère est rétréci dans toute son étendue.

L'épaisseur de la paroi aortique a toujours été normale, et la membrane sous-séreuse a présenté très-souvent des productions athéromateuses et calcaires plus ou moins abondantes.

L'anneau aortique et les valvules correspondantes, excepté dans les observations de Sanders, Luys et Duroziez, ont présenté des altérations considérables. Quant au diamètre de l'orifice aortique, il n'est pas juste de dire que dans les trois observations que nous venons de citer, il n'y avait pas d'altération ; puisque, s'il est vrai que les dimensions de cet orifice ont été celles qu'on donne comme normales, il est vrai aussi que le cœur était considérablement augmenté de volume, et de là il résulte que, comme le remarque M. Bernutz, dans son observation, il y avait étroitesse *relative* de l'orifice aortique. Ce rétrécissement, tant dans ces trois observations que dans les autres (excepté la nôtre), n'a pas été très-considérable, car presque toujours la circonférence a été de 5 à 6 centimètres ; dans la nôtre au contraire l'atrésie aortique était portée à un degré extrême, puisque le diamètre de l'orifice n'avait qu'un seul centimètre.

Les bords de cet orifice, dans quelques observations, étaient irréguliers et non circulaires, et du côté du ventricule, plusieurs expansions tendineuses se perdaient dans la substance musculaire du cœur.

Les valvules elles-mêmes ont été souvent le siége d'altérations profondes et diverses. Leurs dimensions étaient augmentées dans le sujet de M. Bernutz ; elles étaient plissées sur elles-mêmes, recouvertes de dépôts athéromateux, verruqueux, et, dans d'autres observations, d'infiltration jaune seulement ; une fois on a trouvé une valvule supplémentaire, deux fois des perforations multiples dans l'observation de Babington, et unique dans la nôtre. Ces différents états rendaient ces valvules insuffisantes.

Le ventricule gauche a presque toujours été vu hypertrophié, mais l'augmentation d'épaisseur était moindre comparativement à celle du ventricule droit. La cavité gauche était distendue par une grande quantité de caillots noirâtres.

La valvule mitrale, dans les observations de M. Bernutz, de Reid et de Babington, était altérée et plus ou moins recouverte de productions athéromateuses et calcaires; l'oreillette gauche n'a présenté aucune altération notable.

Le péricarde lui-même n'a pas échappé à cette généralisation de lésions pathologiques. Inévitablement il a été distendu par l'augmentation du cœur, et dans les observations de MM. Luys, Duroziez et Bernutz, on a trouvé tantôt une adhérence complète des deux feuillets de cette séreuse, tantôt la présence de plaques dans la partie voisine de l'aorte.

En résumé, les altérations que présente l'organe central de la circulation, à la suite de la persistance du canal artériel, et par conséquent causées par le mélange des deux sangs dans cet organe (voy. *Physiologie pathologique*), sont, les unes constantes, les autres variables; dans la première classe, et dominant toutes les autres, nous trouvons l'hypertrophie du cœur avec dilatation de ses cavités, surtout dans le cœur droit, qui forme à lui tout seul les trois quarts du volume du cœur; en seconde ligne, l'atrésie de l'orifice aortique qui, *relative* ou absolue, n'a pas manqué une seule fois.

Les lésions variables ou non constantes sont: la dilatation de l'artère pulmonaire, qui souvent est recouverte de produits athéromateux; les perforations; le défaut de nutrition des valvules tant aortiques que pulmonaires; la dilatation et le rétrécissement de l'aorte et l'altération de la valvule mitrale. Le péricarde souvent a présenté les restes d'un état pathologique.

Le système veineux, la plupart des viscères, ont été trouvés gorgés de sang et congestionnés, et enfin dans le cerveau lui-même, on a trouvé lès lésions de l'apoplexie.

Les poumons sont le siége, dans cette affection, de deux espèces de désordres, nous voulons parler de l'œdème et de l'apoplexie.

L'œdème doit être constant, car non-seulement la gêne circulatoire le produit, mais aussi la compression que le cœur hypertrophié produit sur le poumon gauche.

L'apoplexie pulmonaire se présente ici sous deux formes, la suffusion sanguine mal limitée, et les foyers apoplectiques bien tranchés et composés par des caillots de sang plus ou moins nombreux et étendus.

Les différentes hydropisies qui compliquent les diverses affections du cœur ne font pas défaut dans cette affection, et nous avons trouvé l'ascite, l'hydrothorax et l'œdème des quatre membres.

Enfin une seule fois le sang a été examiné au microscope (Duroziez), et on a trouvé qu'*il était très-noir et contenant quelques globules blancs de plus qu'à l'état normal; les globules rouges sont un peu pâles, mous, et se déforment facilement; la matière colorante teint la sérosité en brun foncé.*

SYMPTÔMES.

Les malades atteints de ce vice de conformation commencent à souffrir dès les premiers moments de la vie. A cette époque, comme les enfants ne peuvent pas se plaindre, plusieurs symptômes échappent nécessairement; plus tard, surviennent des accidents causés par l'hypertrophie du cœur et en dernier lieu ceux que produisent les altérations valvulaires.

La première chose qu'on remarque dans la plupart des cas est la cyanose, surtout limitée aux extrémités, et plus prononcée dans les moments où les enfants pleurent ou font un effort un peu prolongée. Cette cyanose, qui n'est pas constante du reste, est mal limitée, diffuse, et disparaît assez rapidement lorsque le calme succède aux pleurs et aux cris.

Les palpitations cardiaques viennent en deuxième ligne, et ce symptôme est plus constant que le premier, car elles sont liées au travail hypertrophique, qui, comme nous verrons dans la physiologie pathologique de cette affection, se produit inévitablement.

Les sujets se développent difficilement et accusent toujours une faiblesse musculaire considérable; le moindre travail les fatigue, les courses longues sont pénibles, et leur croissance est languissante par suite de l'anomalie dans la circulation.

A une époque un peu éloignée de la naissance, vers l'âge de 5 à 6 ans, surviennent des accès de suffocation et différentes hémorrhagies, qui, sans aucune gravité par elles-mêmes, sont redoutables par la cause qui les produit.

Plus tard, différentes altérations valvulaires compliquent cet état morbide et produisent des phénomènes complexes qui se rattachent à la gêne circulatoire, comme les différents bruits morbides des organes de la circulation, les hydropisies multiples et plus rarement les complications cérébrales.

Avant de passer à l'examen de ces différents symptômes et signes, nous ferons remarquer qu'excepté les phénomènes causés par l'hypertrophie, aucun autre n'est constant, et que si, dans quelques observations, nous avons vu les malades succomber à un âge peu avancé, dans d'autres observations, surtout dans celle de notre ami M. Luys, les malades ont vécu jusqu'à la vieillesse sans éprouver de phénomènes morbides capables de mettre la vie en danger.

La cyanose qu'on a observée fréquemment a été très-manifeste dans les observations de M. Luys, de M. Bernutz et dans la nôtre; elle a manqué complétement dans celle de Sanders. Les caractères de cette coloration bleue ont été différents dans nos observations; tantôt elle a été très-marquée et presque générale; tantôt limitée aux extrémités et à la figure; mais le caractère le plus constant a été son accroissement rapide au moment des accès de suffocation. Nous ne voulons pas ici insister sur la valeur ou plutôt sur la cause de ce signe ni discuter s'il est dû au mélange des deux sangs, ou seulement à la gêne circulatoire dans le réseau capillaire, nous nous contenterons, pour le moment, de constater que cette cyanose existe dans presque tous les cas de communication anormale entre les systèmes de sang rouge et noir, et que sa présence est un élément précieux pour le diagnostic de ces affections. Peut-être, et il est raisonnable de le croire ainsi, la cyanose peut se présenter aussi bien dans les cas d'obstacle circulatoire, que dans ceux où il n'y a simplement que mélange des deux sangs. Ces deux variétés de cyanose présenteraient quelques différences cliniques qui, rattachées aux autres phénomènes morbides, pourraient éclairer beaucoup la question du diagnostic. Ainsi la première variété serait caractérisée par la turgescence des parties cyanosées, par l'engorgement passager des organes périphériques, par la vultuosité de la figure et par la dyspnée extrême qu'on trouve dans toutes les affections du cœur à un degré avancé ; la coloration morbide ne serait pas bleue, mais rouge livide ou vineuse, occuperait une étendue considérable et disparaîtrait complétement après le paroxysme ; en un mot cela serait, si nous pouvons nous exprimer ainsi, une cyanose active. La seconde variété ne s'accompagnerait de ces phénomènes qu'au moment des accès de suffocation ; en dehors d'eux, la coloration serait constante, peu étendue, limitée aux muqueuses, aux extrémités et à la figure, la couleur serait bleuâtre et non rouge vineuse ; les parties environnantes ne seraient pas infectées, et au contraire leur pâleur contrasterait avec la coloration anormale de la cyanose. Mais, nous le répétons, nous ne voulons pas entrer ici dans de plus amples considérations sur ce phénomène, et nous renvoyons nos lecteurs aux travaux de MM. Louis, Gintrac, Deguise, Bouillaud, Cossy, et Goupil.

Les palpitations du cœur sont le second phénomène qu'on remarque, et certainement elles doivent exister à une époque qui passe inaperçue pour les parents de l'enfant. A mesure que celui-ci peut exprimer ses impressions, il se plaint de battements incommodes dans la région du cœur, et dans toutes nos observations ce phénomène s'est présenté à une époque dont les malades ne se rappelaient pas le début. Ces palpitations augmentent avec l'âge, sont constantes et deviennent plus fortes dans les moments de fatigue, d'impression morale vive ou lorsque la respiration est gênée par un accès de suffocation ; plus tard, et lorsque les sujets ont atteint l'âge de 12 à 15 ans, elles sont insupportables ; ce sont des coups de marteau qui frappent la poitrine, qui empêchent le repos et surtout le décubitus sur le côté gauche. Ces palpitations non-seulement font souffrir physiquement, mais aussi elles attaquent le moral des malades, qui se désespèrent, et à chaque recrudescence croient voir finir leur vie.

Les accès de suffocation viennent, en troisième ligne, prendre part dans le tableau symptomatologique de cette affection ; qu'ils soient ou non causés par le passage du sang artériel dans les poumons, comme nous le croyons (voir *Physiologie pathologique*), ils offrent les caractères que tout le monde reconnaît à ces paroxysmes. Ils sont irréguliers dans leur fréquence ; tantôt ils surviennent tous les jours, tantôt les malades en sont incommodés deux ou trois fois par jour ; d'autres malades sont assez heureux pour passer des semaines et des mois sans les avoir. Cependant quelques circonstances paraissent contribuer à la production de ces accès, comme les fatigues, les impressions morales, le séjour dans un endroit froid.

Les malades sentent souvent lorsqu'ils doivent avoir un accès ; un peu de malaise, un peu plus de difficulté de respirer, un léger mouvement fébrile, sont souvent les prodromes de ces paroxysmes.

L'accès survenu, les malades sont en proie à une angoisse extrême, ils ne peuvent rester couchés ni debout ; dans ces moments ils se tiennent habituellement assis, le dos appuyé sur plusieurs oreillers, les mains serrant fortement les matelas, la tête penchée en avant et très-congestionnée, la figure rouge vineuse, bleuâtre, les yeux injectés et hagards ; les mouvements de la poitrine sont accélérés, difficiles, la respiration stertoreuse, bruyante, souvent sèche, d'autres fois accompagnée de crachats blancs, aérés ou bien sanguinolents.

Ces accès durent pendant une demi-heure habituellement; après quoi les malades fatigués s'endorment tranquillement.

Les complications les plus fréquentes sont les différentes hémorrhagies et, parmi elles, les hémorrhagies pulmonaires. Les autres hémorrhagies qu'on a observées sont les épistaxis, les hémorrhagies intestinales (douteux), et une fois l'apoplexie cérébrale.

L'apoplexie pulmonaire, comme il est déjà dit, est l'hémorrhagie qui complique le plus souvent cette affection; elle se fait de deux manières : sous forme de suffusion sanguine et sous forme d'épanchements multiples plus ou moins considérables.

La première accompagne les accidents de la première époque de la vie, se traduit par des crachats sanguinolents, et ne donne pas lieu à des symptômes graves. La seconde, au contraire, est un phénomène presque ultime de cette affection, plusieurs foyers apoplectiques se forment, lesquels se traduisent cliniquement : par une matité disséminée dans la partie inférieure des poumons, par des râles crépitants plus ou moins fins, difficiles à reconnaître à cause des bruits morbides produits par l'œdème des poumons qui existe constamment; enfin par des crachats composés alors de caillots de sang noir épais, mêlés à d'autres rutilants et aérés. L'haleine des malades a alors une odeur alliacée et éthérée sur laquelle insiste notre bien-aimé maître, M. Noël Gueneau de Mussy, comme signe caractéristique de l'apoplexie pulmonaire.

La quantité de sang expectoré n'est jamais considérable, et la gravité de cette complication dépend plutôt de l'état général de l'économie que de la quantité de sang perdu.

L'épistaxis, par ordre de fréquence, est la deuxième hémorrhagie qui complique cette affection; elle n'est pas alarmante, commence vers l'âge de 5 à 6 ans, et souvent disparaît plus tard. Dans aucun cas on n'a eu besoin d'employer des moyens énergiques pour l'arrêter.

Enfin l'apoplexie cérébrale s'est montrée dans notre observation seulement; elle a offert anatomiquement les caractères de l'apoplexie capillaire. Elle est survenue subitement, n'a pas été accompagnée de perte de connaissance, mais d'anesthésie hémiplégique et de perte de la parole; le siége de l'épanchement a été le corps strié du côté droit. La paralysie et l'anesthésie ont persisté jusqu'à la mort.

Nous avons parlé de ces différentes hémorrhagies dans le chapitre destiné aux symptômes, avec l'idée de ne pas allonger trop notre travail; peut-être il aurait mieux valu les placer dans un nouveau chapitre, destiné aux complications.

Cette affection produit aussi des accidents généraux qu'on peut attribuer au mélange des deux sangs, et par la suite affaiblissement dans les fonctions de nutrition et d'innervation : les malades accusent tous une faiblesse musculaire considérable, plus marquée à mesure qu'on avance en âge; tout travail pénible et surtout continu leur est impossible, les courses longues leur occasionnent des accès de suffocation; chez quelques malades on voit cependant un certain embonpoint, mais cela n'empêche pas (comme chez la fille G.....) la faiblesse du système musculaire.

Les individus atteints de ce vice de conformation sont plus sensibles au froid que les autres personnes, mais moins cependant que les individus affectés de persistance du trou de Botal; rarement ils sont sujets à des syncopes, circonstance dont on doit tenir compte pour le diagnostic de ces deux vices de conformation.

La dyspnée est constante dans le cas de persistance du canal artériel; cette dyspnée varie d'intensité, selon les actes des malades et l'époque du début des accidents; étant liée à l'hypertrophie du cœur, elle est plus considérable chez les individus un peu âgés.

Les hydropisies se montrent principalement à une époque avancée des accidents causés par cette affection; habituellement l'œdème commence par les membres inférieurs et l'abdomen, pour gagner les parties supérieures du corps et la figure; cependant dans l'observation de M. Bernutz, l'infiltration séreuse commence par les parties sus-diaphragmatiques et la figure. Cet œdème a toujours été plus marqué dans les membres inférieurs, et l'épanchement dans la cavité péritonéale, lorsqu'il a existé, n'a jamais été assez considérable pour qu'on eût recours à la paracenthèse.

Dans les poumons nous avons toujours rencontré les signes de l'œdème de cet organe, plus marqués dans le poumon gauche.

La chaleur générale est diminuée dans cette affection, et si on ne l'a remarquée qu'une seule fois avec le thermomètre, il est probable que dans les autres observations on fût arrivé au même résultat si l'on avait employé le même moyen; mais n'insistons plus sur ces symptômes qui accompagnent presque toutes les affections du cœur et hâtons-nous d'arriver aux signes physiques, quoique malheureusement nous ne puissions pas trouver, d'une manière absolue, ceux qui seraient pathognomoniques de cette affection.

Rappelons d'abord les signes qu'on a remarqués dans les différentes observations.

Dans l'observation de M. Luys: Battements secs et durs et *n'étant accompagnés d'aucun bruit morbide;* pouls veineux.

Dans celle de M. Duroziez, on a remarqué à différentes époques de la maladie : Bruits secs, le second bruit est éclatant, pas de souffle. Second bruit tintant, intermittence, timbre métallique; *frémissement péricardique sous le sternum;* les claquements prennent un *timbre amphorique; froissement péricardique presque général.*

Dans celle de M. Sonders : Frémissement vibratoire à la main, et souffle intense au 1er temps.

Dans celle de Babington : Impulsion cardiaque énergique, les deux bruits prolongés et se prolongeant distinctement dans toute la poitrine, tous deux accompagnés de forts bruits de scie, que l'on entend dans toute la région précordiale, et dont le maximum correspondait au niveau des troisième et quatrième articulations synchondro-sternales droite et gauche. Dans ces derniers points, de

12

l'un et de l'autre côté du sternum on percevait une impulsion très-énergique; immédiatement après le claquement des valvules, venait une espèce de cliquetis qui annonçait le commencement du second murmure : celui-ci se percevait encore distinctement au niveau de l'articulation synchondro-sternale de la deuxième côte. Battements irréguliers.

Dans celle de M. Bernutz on a noté : Reflux veineux, matité de toute la partie antérieure gauche du thorax, frémissement cataire; bruit râpeux interrompu pendant la dernière partie du grand silence normal, mais dont le maximum d'intensité était perçu dans deux points différents situés, l'un au-dessus du mamelon gauche, l'autre au-dessus de la fourchette du sternum.

Dans la nôtre nous avons constaté : Frémissement cataire, matité, impulsion exagérée, battements accélérées, tumultueux et irréguliers; bruissement râpeux, rude, plus marqué à la pointe et se prolongeant dans presque toute la poitrine. Le bruit râpeux remplace le 2e temps, a son maximum à la pointe et s'arrête brusquement au niveau de la deuxième côte, de manière qu'il ne se prolonge pas dans les vaisseaux.

Le 1er temps est remplacé par un bruit de souffle rude, mais non râpeux, ayant son maximum à la base du cœur, très-superficiel et plus sensible au niveau du bord inférieur de la deuxième côte, et contigu au bord gauche du sternum.

Ce sont les signes qu'on a constatés dans les différentes observations que nous avons produites. Avant d'entrer dans l'examen de ces différents signes, nous devons mentionner l'opinion d'un médecin anglais. A propos de la discussion sur la présentation de Babington, M. Williams donnait comme signe certain pour diagnostiquer la persistance du canal artériel *exempte de complications*, que le *murmure* qui accompagnait le premier bruit du cœur se prolongeait dans le second, de manière que ce murmure ne cessait que lorsque le second bruit avait commencé.

Sans doute, de prime abord, on ne trouve dans le tableau antérieur aucun signe capable de suffire au diagnostic de cette affection.

Dans l'observation de M. Luys, il est noté qu'aucun bruit anormal ne se percevait à l'auscultation; dans celle de M. Duroziez les bruits du cœur étaient altérés, mais l'on ne remarquait ni souffle, ni frémissement cataire. Dans ces deux observations aucune complication n'existait et la persistance du canal artériel était le seul fait pathologique, de manière qu'on pourrait être autorisé à conclure que cette affection, à l'état simple et en dehors des complications valvulaires, ne donnait lieu à aucun bruit morbide; mais nous trouvons quelques objections à cette manière de voir. D'abord notre collègue, M. Luys, nous a dit que la vieille femme qui fait le sujet de son observation n'avait pas été examinée soigneusement, parce qu'elle ne resta dans le service que très-peu de temps; ensuite, dans l'observation de M. Duroziez, nous trouvons quelques expressions : comme *timbre amphorique*, *froissement péricardique général*, qui nous permettent de croire qu'il existait un frémissement cataire et quelque souffle léger.

Dans les autres observations nous trouvons un signe auquel nous donnons une grande importance et nous sommes disposé à l'admettre comme pathognomonique. Ce signe consiste dans la cessation brusque de tous les bruits morbides dans le sommet de la poitrine: ainsi dans aucune des observations il n'est dit que les bruits se prolongent dans les vaisseaux; tous s'arrêtent au niveau de la deuxième côte et de la fourchette sternale. Ce signe a encore plus de valeur si on réfléchit que dans trois observations on a constaté à l'*autopsie* le rétrécissement plus ou moins considérable de l'orifice aortique. Eh bien! la clinique démontre que dans ces cas surtout, les bruits de souffle se prolongent dans un grand nombre de vaisseaux et dans une grande étendue de ces canaux. Dans nos observations, au contraire, le souffle, les bruits de scie, etc., se sont arrêtés au niveau de l'origine des vaisseaux. Du reste, il n'est pas étonnant qu'une diversité si grande des signes morbides se soit rencontrée dans les différentes observations, car chacune des complications de cette affection peut produire différentes manifestations stéthoscopiques. Nous n'insisterons pas pour le moment sur ces manifestations, que nous tâcherons de développer dans la physiologie pathologique.

Le pouls veineux a été noté deux fois seulement, circonstance qui ne doit pas être oubliée pour le diagnostic avec le rétrécissement de l'artère pulmonaire.

Le pouls n'a rien présenté de caractéristique; toujours il a été petit, irrégulier, et il a manqué deux fois dans l'une des artères radiales. Dans notre observation nous avons constaté l'état sinueux de l'artère radiale, sur lequel insiste notre maître M. N. Gueneau de Mussy, comme élément de diagnostic dans les affections du cœur.

PHYSIOLOGIE PATHOLOGIQUE.

Chez le fœtus le canal artériel est un conduit indispensable, car le tissu pulmonaire ne pouvant pas recevoir tout le sang qui vient du ventricule droit, il faut bien que ce sang trouve une issue pour se répandre ailleurs; cette issue est fournie par le canal artériel qui s'ouvrant dans l'aorte au-dessous de la sous-clavière, verse dans l'aorte descendante le sang qu'il reçoit de l'artère pulmonaire. Après la naissance, le poumon est un tout autre organe, l'air l'a distendu, ses vésicules vont être le siége d'un travail nécessaire à la vie, et à travers leurs membranes, tout le sang de l'organisme va se revivifier ; dès lors la perméabilité du canal artériel n'est plus nécessaire, l'artère pulmonaire suffit au passage du sang, et le premier de ces deux conduits s'oblitère, de manière qu'à la fin du premier mois de la vie extra-utérine, il est transformé en un ligament qui persiste toute la vie. Différentes circonstances rendent nécessaire cependant la persistance de ce canal; en tête desquelles on trouve l'absence ou l'oblitération de l'artère pulmonaire ; on conçoit facilement qu'il doit en être ainsi et que sans cet artifice curateur de la nature, la vie ne pourrait pas se maintenir, le poumon ne recevant pas de sang qui, artérialisé dans son parenchyme, retourne porter la vie dans tout l'organisme. Dans le cas de rétrécissement de la même artère pulmonaire, souvent il reste perméable et son but ici est analogue au premier. Dans ces circonstances, le bon sens seul suffit à faire comprendre la persistance de ce canal et à admirer comment la nature remédie par des mécanismes nouveaux à une erreur dans son ensemble; mais il y a d'autres cas où l'on ne comprend pas pourquoi ce canal persiste, troublant ainsi l'harmonie de l'organisme. Ces cas sont ceux où l'aorte et l'artère pulmonaire ont un calibre suffisant pour remplir leurs fonctions et où la présence du canal artériel, loin d'être une ressource providentielle, est au contraire une cause de maladie. Différentes manières ont été proposées pour expliquer ce fait. En 1847, dans la discussion engagée sur la présentation de Babington, le Dr Gull, de Londres, remarque *que ce cas est intéressant par l'état des poumons qu'il a examinés soigneusement et sur lesquels il a trouvé que la partie inférieure des bords des poumons présente quelques points de matière dure qu'il considère comme étant à l'état fœtal* (atelectatic from birth.) *Cette circonstance,* ajoute-t-il, *cause une obstruction considérable de la circulation pulmonaire, car les poumons rejettent vers le cœur par l'artère pulmonaire une grande quantité de sang qui maintient un courant sanguin de ce dernier vaisseau dans l'aorte.*

L'hypothèse du médecin anglais est loin d'être satisfaisante. D'abord ces points durs dans la partie inférieure des poumons sont-ils congénitaux, ou bien, et c'est plus probable, sont-ils simplement des produits inflammatoires ou apoplectiques ? Accordons même que c'est un état fœtal qui a persisté jusqu'à l'âge de 34 ans; c'est dans les premiers jours de la vie que ce courant, admis par le Dr Gull, doit avoir empêché l'oblitération du canal artériel: pour admettre ce reflux sanguin des poumons dans l'artère pulmonaire il faudrait qu'il existât une force capable de vaincre l'impulsion de l'ondée sanguine projetée par le ventricule droit; cette force n'existe pas, car les radicules des branches pulmonaires ne sont pas assez fortes pour réagir contre la systole cardiaque. Mais, s'il reste démontré que ce reflux est impossible, on peut comprendre jusqu'à un certain point que l'état fœtal du poumon après la naissance empêche l'oblitération du canal artériel; examinons ce qui se passe alors : le sang venant du ventricule droit va aux poumons, là il trouve un obstacle à sa complète distribution, il reste dans les premiers canaux ; une nouvelle ondée survient, la quantité de sang augmente dans l'artère pulmonaire, et ainsi successivement jusqu'à produire une distension du vaisseau et une stase sanguine ; alors le canal artériel fait l'office de tube de sûreté et le trop plein de l'artère pulmonaire s'écoule dans l'aorte par son conduit. Cette disposition continuant, et à mesure que l'enfant grandit, les poumons se déplissent, l'état fœtal diminue, les vaisseaux pulmonaires acquièrent leur calibre habituel, et le canal artériel déjà dilaté ne se trouve plus dans les conditions de cicatrisation nécessaires et reste perméable à toujours.

L'hypothèse du Dr Gull, ainsi modifiée, pourrait à la rigueur être admissible, cependant plusieurs circonstances nous empêchent de la partager.

1° Un état fœtal du poumon assez étendu pour empêcher à ce point la circulation est en lui-même une cause certaine de mort.

2° Le poumon ne recevant qu'une petite quantité de sang, l'hématose ne fournirait pas à l'économie assez de sang artériel pour l'entretien de la nutrition. Ce trouble, uni à la grande quantité de sang veineux que recevrait l'aorte par le canal artériel, serait incompatible avec la vie.

3° La stase sanguine dans l'artère pulmonaire produirait nécessairement une apoplexie pulmonaire ou l'asphyxie.

4° Le cœur droit, nécessitant une force plus grande pour lancer du sang dans un vaisseau déjà plein, aurait des contractions très-énergiques qui auraient empêché l'occlusion du trou de Botal; et, comme on a pu voir dans nos observations, les malades ne présentaient aucun phénomène morbide pulmonaire dans les premiers temps de leur vie, ils ont vécu jusqu'à un âge plus ou moins avancé, et le trou de Botal a toujours été trouvé fermé.

D'une autre part, mon respecté maître M. Bernutz, après avoir étudié son malade, se demande quelle est la filiation morbide de cette affection et des lésions qu'on a trouvées exister ensemble.

Avant de connaître l'observation de Babington, M. Bernutz croyait que l'atrésie de l'orifice aortique et la perméabilité du canal artériel étaient deux états congénitaux indépendants l'un de l'autre; il dit (1) : « On a à se demander si la persistance du canal artériel, isolée ici d'oblitération de l'artère pulmonaire et de communication normale des diverses cavités du cœur, ne reconnaissait pas elle-même pour cause l'étroitesse de l'orifice ventriculo-aortique. Cet orifice, en effet, libre de produit morbide, muni de valvules trop grandes pour son étendue, présente des caractères tels, qu'on peut rapporter son étroitesse à une disposition congénitale. On pourrait croire alors que cette atrésie, mettant obstacle à la projection de l'ondée sanguine dans l'aorte, a pu entraver le travail d'oblitération qui a lieu ordinairement dans le canal artériel quelque temps après la naissance (2). Cependant on est disposé à rejeter cette liaison, parce qu'il est difficile d'attribuer la persistance de ce vaisseau à la stase sanguine produite par l'étroitesse de l'aorte ; car cette stase sanguine, étendue de proche en proche des cavités gauches jusque dans l'artère pulmonaire, aurait dû être peu considérable dans ce dernier organe. Il semble que l'effort du sang contre les parois des cavités distendues aurait dû être plus énergique dans l'oreillette gauche et donner lieu à la persistance du trou de Botal, bien plutôt que mettre obstacle à l'oblitération du canal artériel. Aussi croyons-nous qu'on ne doit point ici rattacher l'un à l'autre les deux vices

---

(1) *Loc. cit.*, p. 16.

(2) Nous croyons au contraire que s'il passe une moindre quantité de sang dans l'aorte, il doit avoir moins de mouvement dans ce vaisseau, et faciliter par conséquent l'oblitération du canal artériel.

de conformation que présentait le centre circulatoire. Nous voyons là une simple coïncidence de deux altérations, résultant sans doute d'une même cause inconnue qui avait donné lieu également à l'hypospadias dont le même homme était affecté. »

Plus tard, M. Bernutz eut connaissance du cas de Babington dans lequel comme dans le sien on trouve l'atrésie de l'orifice aortique ; il rapprocha alors cet état de ceux de rétrécissement de l'artère pulmonaire, dans lesquels le canal artériel joue le rôle de conduit supplémentaire, et il admet (mémoire inédit) que le vaisseau temporaire, par un effort curateur de l'organisme, reste perméable pour venir en aide à la circulation périphérique insuffisante et établit une circulation collatérale destinée à entretenir la vie dans les parties inférieures du corps.

Cette hypothèse de M. Bernutz est appuyée sur les caractères de l'atrésie aortique qui, en effet, présente des altérations (comme les valvules supplémentaires) qu'à bon droit on peut considérer comme congénitales ; dans notre observation on voit un rétrécissement considérable de l'orifice aortique, mais les altérations ici sont évidemment pathologiques.

Dans les autres observations on n'a pas trouvé cette atrésie, mais plusieurs autres altérations valvulaires. Cette dernière circonstance nous fait croire que l'atrésie aortique n'est pas la cause de la perméabilité du canal artériel et que ces deux états quoique coïncidant souvent ne sont pas intimement liés l'un à l'autre : il est encore à remarquer que dans les observations qui ont donné lieu à l'hypothèse de M. Bernutz (la sienne et celle de Babington) l'atrésie aortique n'était pas considérable, circonstance qui nous éloigne encore d'accepter l'hypothèse de mon savant maître, car la circulation artérielle, probablement, a toujours été bien faite par les orifices du cœur gauche. En outre, plus tard, nous verrons comment le rétrécissement aortique doit être considéré comme le résultat et non comme la cause de la persistance du canal artériel.

Si nous sommes parvenu à détruire les hypothèses émanées de

deux illustres médecins, cela n'a pas été avec l'idée d'en donner une nouvelle; nous croyons que, dans l'état actuel de la science, ce vice de conformation, ou plutôt cette prolongation de l'état fœtal, n'est pas encore expliquée suffisamment; il se trouve placé à côté de tous ces caprices de la nature dont la cause comme les buts nous sont inconnus. Peut-être pensera-t-on qu'une maladie de ce canal pendant la vie intra-utérine l'a mis dans des conditions de cicatrisation impossible; mais quelles sont ces maladies? La plupart des lésions des canaux tendent plutôt à leur oblitération, et ici nous voyons le fait opposé. Au contraire, est-ce un luxe de la nature qui a eu pour produit un canal artériel plus large qu'à l'ordinaire, et qui, par cela même, n'a pas eu le temps de s'oblitérer aussitôt après la naissance? Ce sont des conjectures qu'on ne peut pas prouver avec des faits, seul contrôle rationnel dans les sciences d'observation. En attendant qu'un observation nous donne cette explication, nous avouons notre ignorance, et nous croyons que c'est par une erreur de la nature que ce canal se prolonge au delà de la naissance.

Un fait plus important encore reste à expliquer; nous voulons parler des altérations qu'on a trouvées en même temps que la persistance du canal artériel. Ces altérations sont : en première ligne et constamment l'hypertrophie du cœur, surtout celle des cavités droites, et en seconde ligne les altérations valvulaires et celles de l'artère pulmonaire. Ces altérations pathologiques, les unes plus rares que les autres, et se trouvant toujours en même temps que la persistance du canal artériel, donnent lieu de croire qu'elles ne sont pas le produit de maladies intercurrentes, mais qu'elles sont en rapport avec le vice de conformation mentionné. Dans l'observation de John Reid, on pourrait expliquer les altérations valvulaires par d'autres causes, à cause de l'âge du malade et l'absence d'antécédents: mais, dans les autres observations, aucune diathèse, ni rhumatismale, ni goutteuse, ni aucun état inflammatoire antérieur, ne peut être invoqué pour expliquer ces altérations trouvées sur des sujets de 4 mois, de 19, 23 et 34 ans, surtout des lésions aussi rares que l'hypertrophie du cœur droit et les altérations de l'artère pulmonaire.

Il est donc de toute évidence qu'un de ces états a été le point de départ des autres : aucune altération cardiaque ne doit être considérée comme la cause de la persistance du canal, car aucune d'elles n'a été constante, et l'atrésie aortique, invoquée par mon excellent maître, a manqué dans les observations de MM. Duroziez et Luys, et surtout dans celle de M. Sanders, dans laquelle, attendu l'âge de l'enfant, ce rétrécissement devait être porté à son maximum.

Pour nous, nous croyons que c'est la persistance du canal artériel qui est la cause première de ces altérations; mais, avant de donner les motifs qui nous portent à cette croyance, nous devons citer ce que M. Bernutz pense de cette génération morbide. Il dit (page 17) : « Ainsi nous croyons devoir attribuer principalement au rétrécissement de l'aorte les altérations du ventricule et de l'oreillette gauches, dont les cavités avaient dû s'agrandir et les parois s'hypertrophier pour réagir contre la distension dont ils devenaient le siége; aussi voyait-on l'ampliature des cavités et l'hypertrophie des parois diminuer à mesure qu'on s'éloignait du rétrécissement, qui donnait lieu à une stase sanguine. »

Plus loin, dans la même page, M. Bernutz ajoute : « Les cavités droites, éloignées du rétrécissement aortique, offraient une hypertrophie plus considérable encore que celle des cavités gauches, et cette hypertrophie était d'autant plus marquée qu'on se rapprochait davantage de la communication anormale; aussi croyons-nous que la dilatation de l'artère pulmonaire, du ventricule et de l'oreillette droite, l'hypertrophie monstrueuse de ces deux dernières parties, reconnaissaient pour cause la stase du sang, peut-être même le double reflux qui avait lieu lors de la contraction des ventricules et de la réaction des artères.

« Nous attribuons à la même cause la dilatation de l'aorte, parce que, à chacune de ces deux contractions, les deux ondées sanguines, pulmonaire et aortique, projetées, pour ainsi dire, en sens inverse l'une de l'autre, devaient se heurter par l'ouverture anormale; le choc des ondées sanguines devait produire dans les deux vaisseaux un mouvement d'arrêt du sang, et peut-être même un mouvement de recul, surtout marqué dans l'artère pulmonaire, moins contractile que l'aorte. C'est pour surmonter cet obstacle, qui donnait lieu à la distension de tout le système veineux, que le cœur droit avait dû s'hypertrophier, et augmenter d'autant plus que le cœur gauche, son antagoniste, devenait lui-même plus énergique : aussi sommes-nous disposé à croire que la perméabilité du canal artériel a eu la plus grande part dans le développement des altérations consécutives, et que le rétrécissement aortique n'y a eu qu'une influence assez restreinte, que nous avions d'abord exagérée. »

Et en effet, c'est, selon notre manière de voir, le reflux de sang par l'artère pulmonaire qui est la cause de toutes les altérations. Cette hypothèse a besoin d'explications : nous croyons que, par une omission de la nature, ou peut-être par les dimensions exagérées du canal artériel, ou par une autre cause, ce conduit reste perméable après la naissance, alors nous croyons que la circulation se fait de la manière suivante : La contraction des ventricules lance le sang dans l'aorte et dans l'artère pulmonaire; immédiatement survient la diastole, ou expansion cardiaque, et la contraction des artères; le canal artériel, largement ouvert dans l'aorte, se trouve dans les mêmes conditions que le tronc brachio-céphalique, la carotide et la sous-clavière gauches, c'est-à-dire disposé à recevoir du sang venant de l'aorte. Ce liquide passe par le canal artériel dans l'artère pulmonaire, et de là il franchit les valvules semi-lunaires droites et pénètre dans le ventricule veineux; ce parcours anormal et rétrograde du sang est, à première vue, difficile à comprendre, et peut-être, malgré nos arguments, ne sera pas admis par tout le monde. On nous dira certainement que si, pendant la vie fœtale, le canal artériel donne passage au sang de l'artère pulmonaire dans l'aorte, pourquoi, après la naissance, ces rôles sont-ils changés et arrive-t-il le contraire? Nous trouvons notre réponse dans l'état anatomique et physiologique des poumons : comme tout le monde le sait, ces organes sont inutiles pendant la vie intra-utérine, et leur parenchyme, dense et compacte, ne peut recevoir qu'une faible quantité de sang, et le reste de ce liquide contenu dans l'artère pulmonaire s'échappe dans l'aorte. Après la naissance, les poumons agissent énergiquement (surtout à cet âge de la vie où la calorification est si intense), dans leur parenchyme s'exécute l'une des plus admirables fonctions de l'économie, et l'artère pulmonaire trouve un terrain où elle peut verser tout le sang qu'elle contient. Il s'établit donc un équilibre entre la circulation dans les poumons et la quantité de sang qui sort par le ventricule droit, et par la suite le canal artériel perd les caractères de son état fœtal; voilà pourquoi le sang ne passe plus de l'artère pulmonaire dans l'aorte après l'établissement de l'hématose. Mais pourquoi au contraire, d'après notre hypothèse, passe-t-il de l'aorte dans l'artère pulmonaire? Il faut supposer pour cela un état anormal du canal artériel, surtout son calibre exagéré; alors, comme nous l'avons déjà dit, il se trouve dans les mêmes conditions que les autres vaisseaux qui partent de la crosse aortique; le sang pénètre dans son calibre après la contraction aortique, et de là dans l'artère pulmonaire.

Cela déjà admis, il faut encore démontrer que de l'artère pulmonaire le sang artériel passe dans le ventricule droit; quelques détails anatomiques sont nécessaires pour comprendre ce trajet.

Chez tous les enfants nouveau-nés que nous avons examinés à ce point de vue et jusqu'au vingt-cinquième ou trentième jour après la naissance, nous avons vu le canal artériel, plus ou moins rétréci, se porter de *gauche à droite* et de *haut en bas* de l'aorte à l'artère pulmonaire, et s'ouvrir dans ce dernier vaisseau à *deux millimètres* au-dessus des valvules semi-lunaires. Ces valvules elles-mêmes sont, à cet âge, d'une faiblesse extrême; à peine ont-elles l'épaisseur d'une pelure d'oignon, et paraissent toujours ne pas fermer complétement l'orifice ventriculo-pulmonaire : du reste, cet état des valvules ventriculo-pulmonaires se comprend assez bien quand on réfléchit à leurs fonctions. A l'état ordinaire, elles sont destinées à résister au reflux du sang contenu dans l'artère pulmonaire, et la force de ce reflux est à peine sensible, vu la faiblesse de la réaction de cette artère et le peu de distance qu'il y a, à cet âge, entre le commencement et la terminaison de l'artère pulmonaire, de manière que nous croyons possible, à ce moment de la vie, la régularité de la petite circulation dans le concours des valvules mentionnées. Mais, si les choses se passent ainsi à l'état normal, une disposition contre nature peut altérer l'harmonie de cette fonction, et alors le sang, obéissant à la contraction aortique, passe dans le canal artériel, dont l'orifice est à *deux millimètres* de l'orifice ventriculaire droit, arrive à l'artère pulmonaire, et encore mû par l'impulsion donnée par l'aorte, ne trouve pas une résistance suffisante dans les valvules semi-lunaires, et pénètre dans le ventricule droit. Ce mécanisme nous paraît assez rationnel et n'est pas en opposition avec les règles de la circulation du sang. On pourrait encore penser que lorsque le sang aortique arrive à l'orifice ventriculo-pulmonaire, les valvules sigmoïdes commencent déjà à s'abaisser, et le sang, porté dans l'artère pulmonaire par le canal artériel, s'introduirait dans le ventricule presque en même temps que celui qui arrive par l'orifice ventriculo-auriculaire.

Une fois le sang artériel dans le ventricule veineux, l'hypertrophie de cette cavité se produit sous l'influence de deux causes : la première est le grand effort que doit faire le muscle, à chaque systole, pour lancer une trop grande quantité de sang, et la seconde cause est la présence du sang artériel dans l'intérieur de ce ventricule. Ces deux causes, dans d'autres circonstances, sont parfaitement démontrées par l'expérience : il est connu que, quand n'importe quel muscle fait plus d'efforts qu'à l'ordinaire, des nouvelles fibres se produisent, et l'augmentation de volume en est la conséquence, et, d'un autre côté, l'observation prouve que chaque fois que le sang artériel s'introduit dans les cavités et canaux à sang noir, ces derniers acquièrent une épaisseur considérable. Ce fait est prouvé dans tous les travaux sur les communications anormales du système vasculaire, entre lesquels nous nous plaisons à citer le mémoire de M. Louis (1) et les thèses de MM. Deguise (2) et Goupil (3). Sans doute ici le sang artériel agit comme *irritant* en produisant un surcroît de nutrition.

Rien de pareil n'arrive alors dans l'oreillette droite, de façon que, fonctionnant d'une manière normale, il n'y a pas de stase sanguine, et comme conséquence le trou de Botal a eu le temps de se fermer.

Cette hypertrophie du ventricule droit commence dans les premiers temps de la vie, c'est pour cela que nos malades ont été sujets à des palpitations depuis leur plus tendre enfance; du ventricule droit, le travail hypertrophique se propage à toute la substance musculaire du cœur, et bientôt le ventricule gauche, comme les deux oreillettes prennent cette disposition pathologique.

Voilà, selon nous, la raison de cette énorme augmentation du cœur qu'ont présentée tous les malades affectés de persistance du canal artériel.

De manière que l'hypertrophie du cœur est la lésion *nécessaire* que produit la persistance du canal artériel, et cette hypertrophie commence à se produire dans les premiers moments de la vie. Nous voyons un exemple frappant dans l'observation de Sanders, dans laquelle le sujet n'avait que 4 mois, et le cœur, exempt de toute autre altération, offrait déjà un accroissement considérable; dans la même observation, il faut remarquer le volume extraordinaire du canal artériel, égal à l'aorte, ce qui viendrait en aide à notre manière de voir sur la cause du retard dans l'oblitération de ce canal.

---

(1) *Archives gén. de de méd.*, 1823.

(2) Thèse de Paris, 1843.

(3) Thèses de Paris, 1855.

Cette hypertrophie peut se maintenir simple ou bien être compliquée de différentes altérations valvulaires, et vasculaires qui toutes reconnaissent la même cause, c'est-à-dire le passage du sang artériel à travers l'artère pulmonaire et l'hypertrophie du cœur dans les premiers temps de la vie. A l'état simple, nous ne l'avons vue que dans l'observation de Sanders, certainement à cause de la mort prématurée de l'enfant, avec complications vasculaires seules dans les observations de MM. Luys et Duroziez, et avec complications valvulaires et vasculaires réunies dans celles de John Reid, de Babington, de M. Bernutz, et dans la mienne.

Les complications vasculaires se rapportent surtout à la présence de produits athéromateux ou calcaires dans l'artère pulmonaire et à la dilatation de ce vaisseau.

Ces altérations peuvent s'expliquer suffisamment par la présence répétée de sang artériel dans ce canal, qui a produit une *irritation* chronique qui a été la cause de la sécrétion de ces produits. La dilatation de ce même vaisseau est la conséquence du surcroît d'action, communiqué par un sang qu'il ne devait pas recevoir, et qui non-seulement est altéré dans sa composition (puisqu'il est artériel et veineux), mais encore il arrive en plus grande quantité du ventricule droit. Les mêmes causes ont produit les altérations de la membrane interne du canal artériel dans l'observation de M. Duroziez.

L'aorte elle-même a présenté des altérations diverses; ainsi (et nous ne parlons pas ici de son orifice ventriculaire) elle était dilatée dans l'observation de M. Bernutz, rétrécie dans celle de Babington, et dans la mienne elle présentait une disposition toute particulière, puisqu'elle était beaucoup plus considérable après l'insertion du canal artériel qu'avant cette anastomose. Sans doute, l'explication de ces altérations opposées est impossible; dans les cas où elle a été trouvée dilatée, on pourrait penser que cette distension était l'effet de la résistance opposée à son ondée sanguine par la colonne de sang projetée dans l'aorte par l'artère pulmonaire au moyen du canal artériel persistant.

Dans mon observation, le rétrécissement, quoique peu considérable, paraît congénital, et, comme les rétrécissements de ce genre, il est placé au niveau de l'insertion du canal artériel (1); sa formation, est due probablement au retrait de ce canal lorsqu'il tend à diminuer de calibre. Ce mécanisme est parfaitement expliqué dans le travail communiqué à la Société de biologie en 1856 par notre ami le Dr Dumontpallier.

Les altérations valvulaires sont très-importantes à étudier parce que, de ces altérations, naissent différents troubles circulatoires qui compliquent fâcheusement la perméabilité du canal artériel.

Les altérations les plus fréquentes sont celles de l'orifice aortique; puis viennent celles de l'orifice ventriculo-pulmonaire, et en dernier lieu celles de l'orifice auriculo-ventriculaire gauche.

Nous croyons qu'en dehors des altérations qu'à bon titre on peut considérer comme congénitales (comme les valvules supplémentaires), on peut expliquer la formation des autres par le travail hypertrophique survenu dans les premiers temps de la vie. Pour bien comprendre cet énoncé, il faut se rappeler la composition anatomique du cœur; cet organe, étant composé de deux tissus différents, ces deux tissus n'ont pas les mêmes aptitudes anatomo-pathologiques. En effet, une propriété essentielle du tissu musculaire est son augmentation de volume en rapport avec l'exercice de ses fibres; au contraire, le tissu fibreux qui constitue la zone du cœur ne jouit pas de cette propriété à beaucoup près; donc le travail d'hypertrophie, qui a commencé dans les premiers temps de la vie, a fait augmenter la substance musculaire du cœur; la partie fibreuse de cet organe n'a pu, en raison de sa structure, suivre ce même

---

(1) V. Dumontpallier, *Du Rétrécissement aortique au niveau de l'abouchement du canal artériel*, in *Mémoires de la Société de biologie*, t. III, p. 273, 2e série; 1856.

travail et reste moins développé que le premier. Il en résulte que peu de temps après la naissance, il existe dans ces cas un rétrécissement *relatif* des orifices du cœur plus prononcé dans l'orifice aortique, parce que c'est dans cet orifice que le tissu fibreux est plus dense.

Pour rendre plus claire notre pensée, supposons qu'à un âge quelconque, à 6 ans par exemple, les tissus du cœur, musculaire et fibreux, soient entre eux à l'état normal : : 1 :. 1. Sous l'influence de l'hypertrophie, le cœur, au même âge, aura changé de proportion dans ses deux tissus, et la substance musculaire sera comme 1 $^1/_4$, tandis que la zone fibreuse sera restée à 1. De là une nouvelle cause d'hypertrophie ; car, comme tout le monde le sait, lorsqu'il y a un obstacle au cours du sang dans le cœur, la partie située derrière cet obstacle augmente de volume, de manière que le rétrécissement, qui a été le produit de l'hypertrophie, devient à son tour cause de cette dernière lésion, et, la première cause agissant toujours et aidée par la seconde, les deux ensembles déterminent ces hypertrophies monstrueuses qu'on a toujours trouvées et dont la planche I représente un superbe spécimen.

Il nous reste encore l'explication des altérations autres que le rétrécissement, qu'on a trouvé dans la plupart des observations, c'est-à-dire les perforations des valvules, les dépôts athéromateux, la déformation de ces mêmes valvules, etc. etc. Eh bien ! nous croyons que ces diverses lésions reconnaissent toutes la même cause, qui n'est autre, selon nous, que le défaut d'équilibre dans la nutrition de ces différentes parties fibreuses et le voisinage d'un tissu qui prend pour lui la plus grande partie des sucs nourriciers qui étaient destinés tant à la partie musculaire qu'à la fibreuse. Il arrive la même chose que lorsque, de deux plantes occupant le même terrain et près l'une de l'autre, la première, de nature robuste, absorbe tout le suc du terrain et s'élance, verte, touffue et luxurieuse, dans l'atmosphère, tandis que l'autre, privée d'engrais, s'étiole, se flétrit, dépérit, et bientôt des produits parasitiques se joignent à ces causes de destruction. Ainsi, dans les deux substances du cœur, la musculaire présente un surcroît de nutrition, augmente aux dépens de la substance fibreuse, qui, mal nourrie, pour ainsi dire, se recouvre de productions différentes ; les valvules se perforent, s'atrophient, et offrent des altérations variées, qui reconnaissent comme origine la nutrition insuffisante et les inflammations qui en sont la conséquence.

Les symptômes peuvent s'expliquer par l'état du cœur et par la persistance du canal artériel. Nous n'ajouterons pas grand'chose aux explications données par M. Bernutz ; il dit (p. 18, *loc. cit.*) :

« Ainsi la dyspnée, le défaut des forces musculaires, étaient l'expression de la difficulté apportée à l'accomplissement de la fonction respiratoire par le refoulement des poumons, mais surtout par les modifications imprimées à la circulation pulmonaire par les vices de conformation et en particulier par la perméabilité du canal artériel. Les palpitations, le reflux veineux, l'œdème, la cyanose, le refroidissement des parties cyanosées, étaient liés à la gêne circulatoire, mais surtout à la distension veineuse qui était produite en grande partie par la communication anormale. La matité de toute la partie antérieure gauche du thorax, l'impulsion énergique, le bruit de choc perçu à la pointe, étaient les signes de l'énorme dilatation dont toutes les parties du cœur et les gros vaisseaux étaient le siége.

« On peut attribuer sans doute au rétrécissement de l'aorte le double bruit de souffle perçu à la pointe du cœur. On peut croire que le passage rapide du sang à travers cet orifice donnait lieu à la première partie du bruit morbide, synchrone à la pulsation radiale, succédant immédiatement au choc et se prolongeant presque sans interruption avec le second souffle. Celui-ci, plus éloigné, d'un timbre plus doux, occupant presque tout le grand silence, pourrait avoir été produit par le reflux d'une certaine quantité de sang dans le ventricule gauche, dont les valvules sygmoïdes trop grandes (et évidemment insuffisantes dans les observations de Babington et la nôtre) devaient incomplétement fermer l'orifice qu'elles circonscrivaient. Mais nous ne pouvons pas rapporter à l'orifice aortique le bruit râpeux, si différent par son timbre du souffle précédent, cliquetis particulier, bruit strident qui venait s'ajouter au bruit anormal du cœur. Il nous semble que ce bruit strident, ayant son maximum d'intensité entre les deuxième et troisième articulations synchondro-sternales et entre le mamelon et la deuxième côte, diminuant d'intensité à mesure qu'on remontait le long du sternum pour reparaître aussi intense au-dessous de la fourchette de cet os, doit être attribué à la communication anormale établie par le canal artériel. Nous croyons que ce bruit, ainsi que le frémissement cataire, étaient le résultat des vibrations imprimées aux deux vaisseaux aorte et artère pulmonaire par la rencontre des deux ondées sanguines. »

Cette interprétation des signes observés, donnée par M. Bernutz, nous paraît devoir être conservée, car elle est d'accord avec ce que la clinique et la physiologie nous apprennent ; ainsi nous la partageons complétement et nous n'ajouterons qu'une simple explication d'un phénomène qui a été observé par Babington, M. Bernutz et nous, phénomène que nous croyons précieux pour le diagnostic ; il est constitué par la suppression brusque des bruits morbides au niveau de la partie supérieure de la poitrine.

Le bruit anormal le plus constant a été celui que produit le rétrécissement aortique, ainsi que M. Bernutz l'a expliqué. Dans les cas ordinaires, ce bruit se prolonge dans les artères du cou, et, comme on a observé le contraire, nous sommes porté à croire que la colonne de sang qui transmet ce bruit se brise au niveau de l'embouchure du canal artériel, et conséquemment le bruit disparaît ou se continue dans le canal artériel et augmente de cette manière l'intensité du frémissement cataire.

Les hémorrhagies pulmonaires sont, dans ces cas, produites par des causes multiples, comme la gêne circulatoire et la stase sanguine dans les poumons, la compression de ces organes par le cœur et peut-être enfin par la qualité du sang qui arrive par l'artère pulmonaire. De même, les accès de suffocation se produisent dans cette affection par diverses causes, surtout par la stase veineuse, par la compression des nerfs et par l'arrivée d'un sang trop irritant dans le parenchyme pulmonaire. La compression des nerfs est le résultat du volume du cœur qui, se déplaçant par moments, se met en contact avec les plexus pulmonaires postérieurs et occasionne par conséquent ces accès de suffocation. Cette cause doit être la plus fréquente chez les sujets d'un certain âge, chez lesquels le cœur a atteint un volume considérable ; mais chez les autres malades, ceux qui sont encore dans l'enfance, ce mécanisme est insuffisant pour expliquer les accès. Dans ces derniers cas, nous croyons qu'une partie du sang artériel qui passe dans l'artère pulmonaire par le canal artériel se rend, entraînée par le courant pulmonaire, dans les poumons, de manière que dans ces organes s'accumule une trop grande quantité de sang artériel, qui, par sa nature, détermine les accidents spasmodiques de cet organe.

Une seule fois l'apoplexie cérébrale a compliqué cette affection ; était-elle la suite d'une maladie des artères du cerveau ou bien l'effet de la gêne circulatoire ? Nous n'avons trouvé aucune lésion des artères de la tête, ni embolie, ce qui fait rejeter la première explication ; quant à la seconde, elle paraît plus probable, et tous les médecins sont convaincus qu'un grand nombre d'apoplexies cérébrales reconnaissent pour cause ces différentes affections du cœur et des gros vaisseaux (1).

---

(1) Un de nos amis, ténor de grand mérite au Théâtre-Italien, âgé de 33 ans, était atteint depuis trois ans d'un anévrysme de la partie antérieure de la crosse aortique, qui, par un hasard heureux, lui a permis de chanter jusqu'au mois de janvier dernier. Un soir de la première quinzaine de février, sans prodromes marqués, il resta sans connaissance, complétement aphone et paralysé de tout le côté gauche du corps. Cette paralysie et l'aphonie persistent encore sans indices d'amélioration. Les symptômes qu'il a présentés font croire à une apoplexie plutôt qu'aux accidents d'une embolie.

DIAGNOSTIC.

Tout médecin éclairé et habitué à la clinique comprendra les difficultés qui nécessairement doivent entourer la connaissance précise de cette affection, d'autant plus que l'observation de cas analogues a été si rare qu'on manque de faits avec lesquels on puisse comparer les sujets soumis à l'observation.

Quoi qu'il en soit, l'étude à laquelle nous nous livrons pourra éclairer en quelque chose la question et pourra faire faire un pas vers la solution de ce problème; solution qui comblerait une lacune dans la science et compléterait l'histoire des communications anormales intra-péricardiques avec mélange des deux sangs.

Pour avoir quelques chances de poser un diagnostic certain, il faudra tenir compte des antécédents morbides qu'ont présentés les malades, et de l'examen des signes physiques donnés par l'organe central de la circulation.

Quelques affections, comme la persistance du trou de Botal, le rétrécissement congénital de l'artère pulmonaire et de l'orifice aortique, affections malheureusement très-rares et par conséquent d'une symptomatologie incertaine, pourront, dans la plupart de cas, être confondues avec le vice de conformation qui nous occupe: nous n'avons pas la prétention de résoudre complétement ce problème, et nous sommes obligé, faute de mieux, d'expliquer à nos maîtres et aux médecins les très-pauvres réflexions que l'analyse des différentes observations et surtout la nôtre nous ont inspirées.

Les malades affectés de ce vice de conformation éprouvent, dès les premiers temps de leur vie, des palpitations de cœur, de la dyspnée, souvent des accès de suffocation, et presque constamment de la coloration bleue dans la figure et dans les membres; leur système musculaire se développe difficilement et faiblement; plus tard des complications cardiaques produisent des accidents alarmants pour les malades et fixent le médecin sur la cause probable de ces accidents.

La notion de l'époque du début des symptômes fait écarter l'idée d'une affection du cœur acquise après la naissance, surtout si les sujets sont exempts des diathèses rhumatismale et goutteuse contractées par eux-mêmes ou par héritage. Ces différents états pathologiques écartés, il reste à savoir à quel vice de conformation intra-péricardique il faut attribuer la cause des complications cardiaques.

Le rétrécissement de l'artère pulmonaire s'accompagne souvent de la turgescence générale et considérable de tout le système veineux, et constamment du pouls veineux; la cyanose qui accompagne cette affection n'est pas bien limitée, et présente les caractères que nous avons donnés dans la variété active; l'apoplexie pulmonaire est rare et les syncopes fréquentes, accidents qui se manifestent d'une manière opposée dans les cas de persistance du canal artériel. Dans le rétrécissement pulmonaire, il existe un souffle plus ou moins rude, superficiel, qui a son maximum au niveau du sternum vers le niveau de la quatrième côte gauche, et se prolonge en haut et à gauche dans une courte étendue, et fort souvent les orifices du cœur gauche ne produisent aucun bruit morbide. Au contraire, dans l'affection qui nous occupe, indépendamment des bruits aortiques, on trouve un autre bruit de souffle au premier temps du cœur, ayant son maximum entre la deuxième et la troisième côte; le pouls est normal dans le rétrécissement pulmonaire, et petit, irrégulier, dans la persistance du canal artériel. Le frémissement cataire est un élément précieux pour le diagnostic de ces deux affections; M. Bernutz pense qu'il est produit par le passage du sang à travers le canal artériel. La persistance du trou de Botal, et par conséquent la communication des oreillettes, présente des difficultés diagnostiques plus considérables; tant dans l'une que dans l'autre affection, il existe une hypertrophie, surtout du cœur droit, frémissement cataire et différents bruits de souffle; du reste, la symptomatlogie de cette dernière affection est si peu connue et si incertaine, qu'on comprendra facilement que ce n'est pas aux signes physiques qu'il faudra demander la solution du problème. On devra cependant tenir compte de l'endroit précis où l'on perçoit le maximum du frémissement cataire, qui doit être plus élevé dans la persistance du canal artériel que dans les cas de communication des oreillettes; mais, si les signes physiques sont insuffisants, nous trouvons que les accidents produits par l'un et par l'autre vice de conformation diffèrent jusqu'à un certain point. Dans les mémoires de MM. Gintrac, Louis et Deguise, nous avons été frappé de la fréquence des syncopes et des lipothymies que détermine la persistance du trou de Botal, et, au contraire, dans nos observations, cet accident a toujours manqué; il arrive à peu près la même chose quant à la sensibilité au froid, beaucoup plus marquée dans la communication des oreillettes et celle des ventricules que dans la persistance du canal artériel.

Le rétrécissement congénital de l'orifice aortique, absolu ou relatif, qui existe toujours compliquant la persistance du canal, se traduit par un souffle à la base et au premier temps, accompagné de la petitesse du pouls et fort souvent de l'hypertrophie du cœur gauche. Ces signes sont communs à l'atrésie aortique congénitale et à la même lésion consécutive à la persistance du canal artériel; mais, dans la première, le bruit de souffle se propage aux artères du cou et à d'autres plus éloignées encore, tandis que, dans la seconde, le souffle se termine brusquement dans la partie supérieure de la poitrine.

En résumé, les signes diagnostiques sont : accidents de dyspnée et d'hypertrophie du cœur dès les premiers moments de la vie; apoplexies pulmonaires, variété des syncopes et des lipothymies, sensibilité peu exagérée au froid; matité considérable de la région précordiale, cyanose passive, frémissement cataire à 1 pouce au-dessus du mamelon; bruit de souffle aux deux temps du cœur, qui s'arrêtent brusquement au sommet du thorax.

Avec ces signes, on pourra peut-être diagnostiquer l'affection qui nous occupe; mais une réserve considérable doit accompagner ce diagnostic. Les affections du cœur les plus communes, celles que nous voyons si fréquemment dans les hôpitaux, présentent très-souvent des difficultés insurmontables dans leur détermination, et, à coup sûr, il n'y a pas un seul médecin qui n'ait eu à reconnaître des erreurs dans le diagnostic anatomique; il suffit de citer les autorités de Graves (1) et de M. Trousseau (2), entre autres, et de rappeler ce que nous avons tous vu dans les hôpitaux. Et si, dans ces affections si communes l'erreur est possible, combien elle le sera dans d'autres affections comme celle qui nous occupe, où l'observation fait défaut et où les complications qu'elle détermine sont communes à tant de lésions différentes.

Du reste, selon une expression du professeur Trousseau, ces diagnostics anatomiques des affections du cœur sont plus *intéressants qu'utiles*, et cela nous donne la triste consolation que si la science est encore imparfaite sur ce point, au moins cette imperfection n'est pas nuisible aux malades.

PRONOSTIC.

Le diagnostic une fois établi, le pronostic de cette affection dépend surtout des complications qui l'accompagnent. Si, comme nous avons dit, le diagnostic souvent reste douteux, il n'en est pas de même du pronostic; car les affections avec lesquelles on pourrait se tromper (communication par les oreillettes ou par les ventricules et rétrécissement de l'artère pulmonaire) suivent une marche analogue à celle qui fait le sujet de notre travail.

---

(1) *Leçons de clinique médicale de R.-J. Graves*, traduites de l'anglais par le Dr Jaccoud, t. II, p. 222; Paris, 1862.

(2) *Clinique médicale de l'hôtel-Dieu de Paris*, par A. Trouseau, t. I, p. 735.

Bien entendu, on ne pronostiquera jamais la guérison de ce vice de conformation, qui, par sa situation et sa nature, échappe complétement à toutes les ressources médicales et chirurgicales ; quant à l'époque où la mort doit arriver, le pronostic dépendra surtout des complications et de l'état général du malade. Si on diagnostiquait cette affection chez un enfant, le pronostic devrait être plein de réserve, car on ne pourra jamais savoir si les complications arriveront tôt ou tard, et nous avons vu, dans les observations que nous avons produites, le terme fatal arriver quelques mois seulement après la naissance, et dans d'autres cas la vie se prolonger au delà de soixante ans. Pour préciser jusqu'à un certain point l'époque de la mort, il faudra consulter soigneusement l'état du cœur et des poumons. Lorsque l'obstacle porté à la circulation surtout par l'atrésie aortique détermine des accidents généraux graves, comme l'œdème général et l'ascite, on doit redouter une fin prochaine et inévitable ; de même lorsque plusieurs attaques d'apoplexie pulmonaire se sont produites et que l'œdème des poumons est considérable.

Enfin, s'il survenait une apoplexie cérébrale, les craintes du médecin doivent être augmentées, et il pourra assurer que la mort surviendra avant deux ou trois mois.

TRAITEMENT.

Inutile de dire que cette affection, comme toutes celles qui ont pour cause un vice de conformation, est incurable ; mais, si le médecin a si peu de prise sur le vice de conformation, au moins il pourra soulager souvent les accidents qu'il détermine ; du reste, nous sommes ici comme en face de toutes les maladies chroniques, où, si nous soulageons toujours nos malades, nous n'en guérissons pas un seul ; c'est donc les symptômes plus alarmants que nous devons attaquer. Ces symptômes sont les accès de suffocation, les palpitations et l'oppression continuelle ; en seconde ligne, viennent l'anasarque et le dépérissement des forces.

Pour les accès de suffocation, nous recommandons un traitement surtout préventif : le repos complet, s'abstenir de la moindre fatigue, séjourner dans un endroit à température égale et modérée, éviter soigneusement toute émotion morale, surtout triste, et quand le malade éprouve les prodromes d'un accès, il devra se coucher immédiatement et se tenir immobile pendant au moins un quart d'heure et jusqu'à ce que les menaces de l'accès soient passées. L'un des malades atteints de cyanose et dont l'histoire a été rapportée par le Dr Hunter (1), au moment où il éprouvait les premiers phénomènes du paroxysme, se couchait de suite, demeurait immobile pendant environ dix minutes, et prévenait ainsi les accidents ultérieurs de ce paroxysme.

Tous les malades ne seront pas si heureux que celui-ci, et, quoi qu'ils fassent, le paroxysme surviendra. Au moment de l'accès, on pourrait faire une saignée peu abondante et en rapport avec la force du malade, sans oublier que dans toutes les affections du cœur les émissions sanguines, si elles soulagent rapidement, mettent les malades dans de fâcheuses conditions générales et précipitent l'ensemble des phénomènes qui caractérisent la cachexie cardiaque, qui conduit si vite les malades au tombeau. Une révulsion énergique sera faite aux quatre membres et dans le dos, au moyen de cataplasmes de farine de moutarde, jusqu'à produire une forte rubéfaction des téguments : on pourra faire respirer alors aux malades des vapeurs humides de fleurs pectorales, et mettre des bouteilles d'eau chaude aux membres inférieurs. Le paroxysme terminé, le malade restera couché et évitera toute cause de récidive ; si les accès se répétaient souvent, on donnerait tous les jours aux malades quelque préparation de belladone unie à la noix vomique, par exemple :

(1) *Medical observ. and inquiries*, t. VI, p. 299, case 2, et article *Cyanose*, in *Dictionnaire de médecine et de chirurgie pratiques*, t. VI, p. 11.

Poudre de noix vomique............... 10 centigr.
Extrait de belladone.................. 5 —
F. deux pilules qu'on prendra matin et soir.

Les palpitations seront attaquées, dans quelques cas, par la digitale ; mais ces cas seront rares, vu qu'un des accidents consécutifs les plus fréquents est le rétrécissement aortique ; de manière que l'action de ce médicament, diminuant la force des contractions cardiaques, aura pour effet la plus grande difficulté au passage du sang du ventricule dans l'aorte par l'orifice rétréci. Cependant nous croyons que l'administration de la digitale doit être essayée, car évidemment elle calme et régularise les mouvements du cœur.

Dans les cas où son administration serait nuisible, on la remplacerait par l'éther, à la dose de 2 à 4 grammes par jour, et par l'extrait de quinquina, à la même dose.

On devra s'abstenir de l'application des cautères et des vésicatoires sur la région précordiale, application qui est complétement inutile et expose les malades à avoir des érysipèles ou autres accidents.

L'anasarque sera combattue par les purgatifs minoratifs, comme la magnésie, deux ou trois fois par semaine, et si elle devenait considérable, on donnera un drastique, comme l'eau-de-vie allemande, une fois par semaine ; on appliquera sur les membres des compresses trempées dans une solution étendue de teinture de digitale. En vue des complications pulmonaires qui se présentent si fréquemment dans les affections du cœur et des vaisseaux de la poitrine, on devra observer des précautions hygiéniques, éviter l'air froid, les changements de température, les poussières irritantes, et le médecin devra surveiller toujours l'état des poumons, pour combattre rapidement les accidents qui pourraient se produire.

Les accidents cérébraux sont rares dans cette affection, ce n'est que dans mon observation qu'ils se sont présentés ; on les combattra par les moyens ordinaires.

Enfin le médecin doit toujours se rappeler que les altérations cardiaques ou vasculaires, empêchant le parfait accomplissement de la circulation, altèrent la nutrition générale et conduisent les malades à la cachexie : ainsi un régime tonique doit être employé, consistant dans le choix des aliments et dans l'administration des amers et du quinquina : le fer ne doit pas être administré, afin de ne pas occasionner les congestions sanguines et les hémorrhagies qu'il détermine.

Sans doute ces divers moyens ne répondront pas toujours au désir du médecin, mais il ne faut pas oublier qu'il combat une affection incurable et sur laquelle il n'a point la moindre prise. Son devoir se limite à prolonger les jours du malade et à les rendre moins pénibles, c'est de son bon tact médical qu'il tirera les moyens de remplir ce noble but.

EXPLICATION DES PLANCHES.

Planche I.

Elle représente l'ensemble du cœur et des gros vaisseaux, vus par la face antérieure; les dimensions sont les mêmes que celles de la pièce anatomique.

A, sillon antérieur du cœur.
B, artère pulmonaire.
C, branche gauche de la même artère.
D, aorte après le rétrécissement du même vaisseau.
E, canal artériel.
F, carotide gauche.
G, tronc brachio-céphalique.
H, branche droite de l'artère pulmonaire.
I, origine de l'aorte.

Planche II.

Fig. 1re. — Partie supérieure du cœur et gros vaisseaux. Le canal artériel, une partie de l'aorte et de l'artère pulmonaire, ont été pendus, pour faire voir la communication entre ces vaisseaux.

B, artère pulmonaire.
J, bifurcation de la même artère.
K, canal artériel.
L, aorte.
F, carotide gauche.
G, tronc brachio-céphalique.
H, branche droite de l'artère pulmonaire.

Fig. 2. — Base du cœur. Les oreillettes et les gros vaisseaux ont été enlevés pour faire voir les orifices du cœur.

A, orifice auriculo-ventriculaire droit.
B, orifice aortique.
C, orifice de l'artère pulmonaire.
D, orifice auriculo-ventriculaire gauche.

Planche III.

Fig. 1re. — Un lambeau en V a été coupé sur la face antérieure du cœur, et relevé pour laisser voir le bord ventriculaire de l'orifice aortique.

A, orifice aortique.

B, valvule mitrale.

CCC, anneau aortique et cordons tendineux qui vont de cet anneau aux fibres charnues du ventricule.

Fig. 2. — Valvules aortiques déformées et recouvertes d'une légère infiltration athéromateuse.

A, anneau aortique.

B, valvule aortique perforée.

C, orifice d'une artère coronaire.

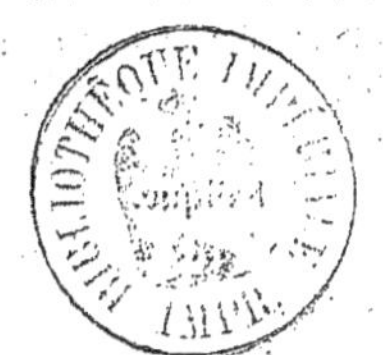

PL. I.

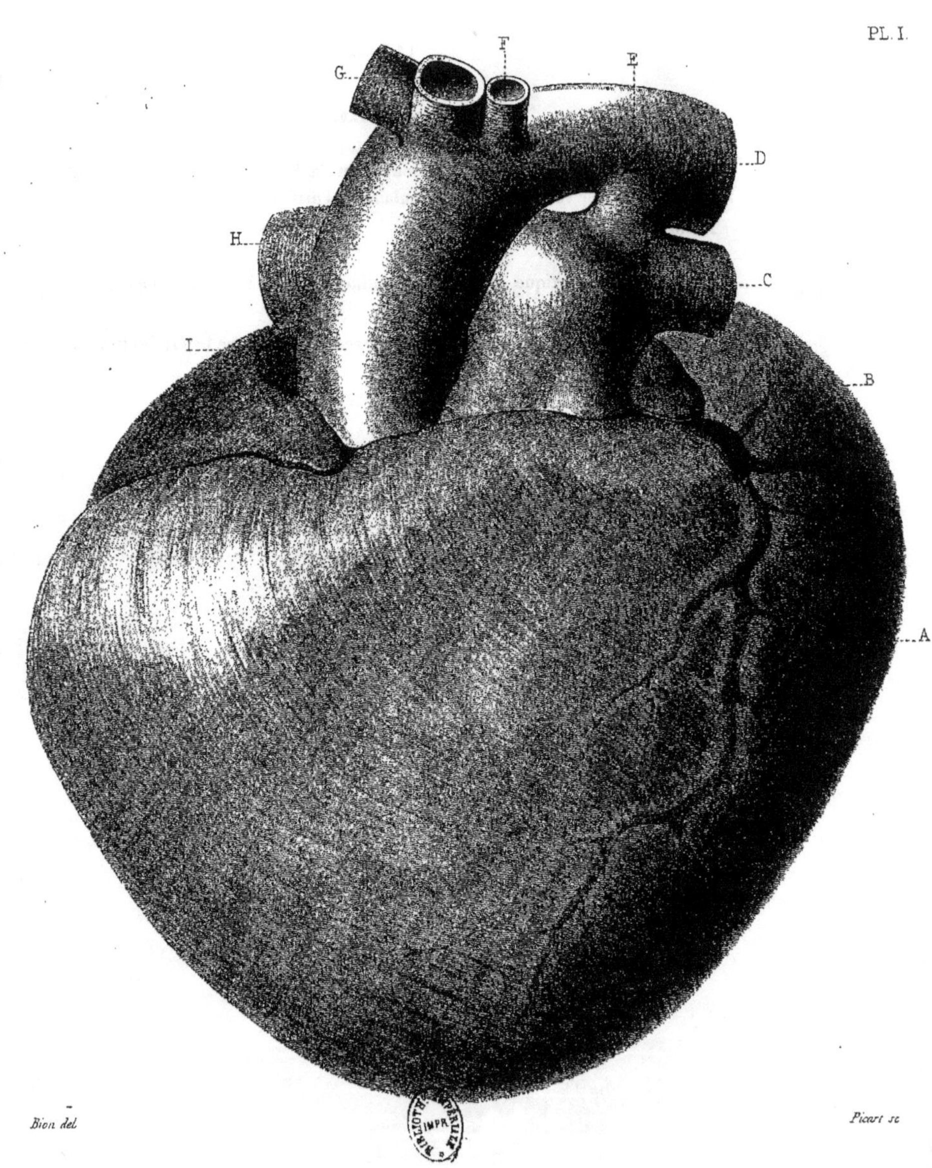

Bion del.

Picart sc.

ALMAGRO. Persistance du Canal artériel.

Imp. Geny-Gros r. St Jacques 33, Paris.

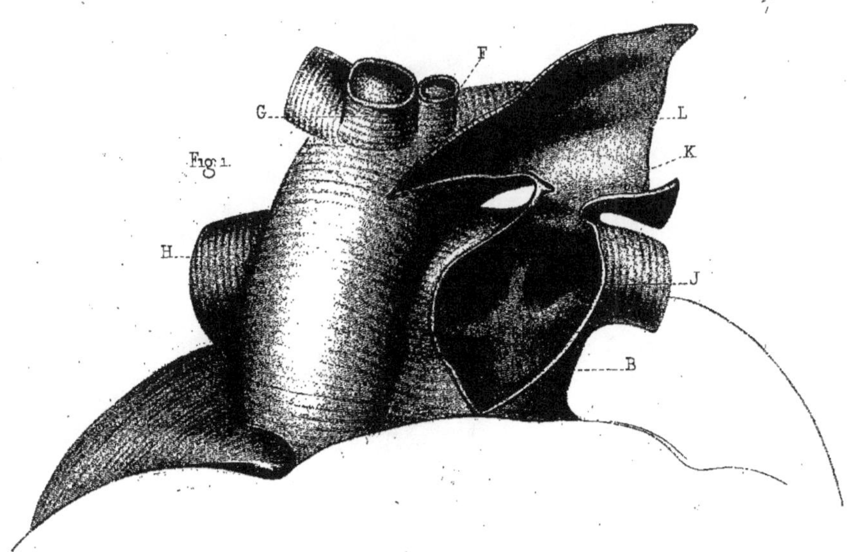

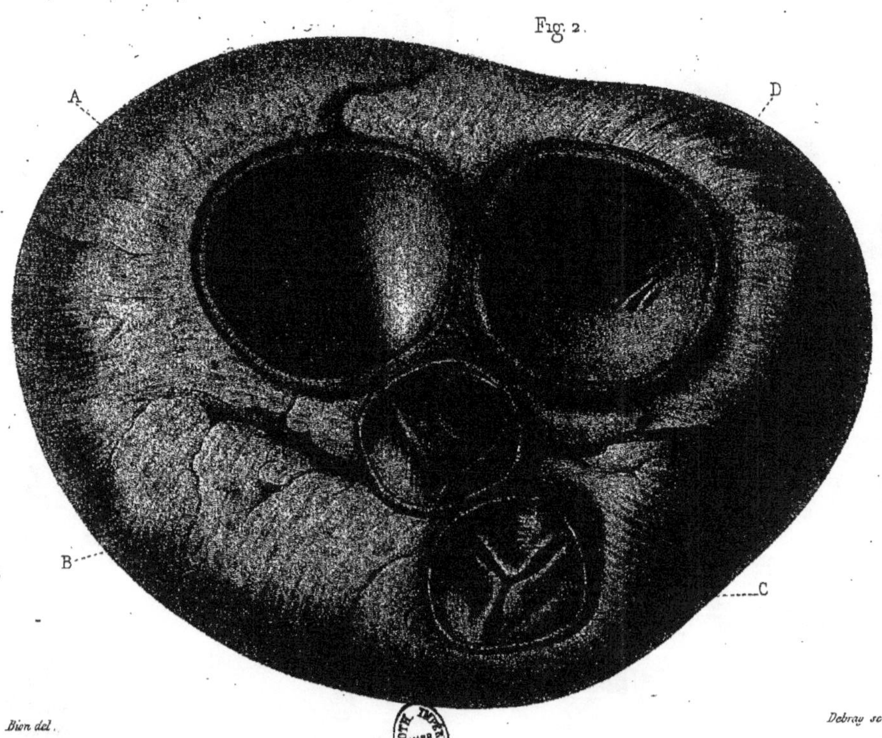

Bion del.

Debray sc.

ALMAGRO. Persistance du Canal artériel.

PL. III.

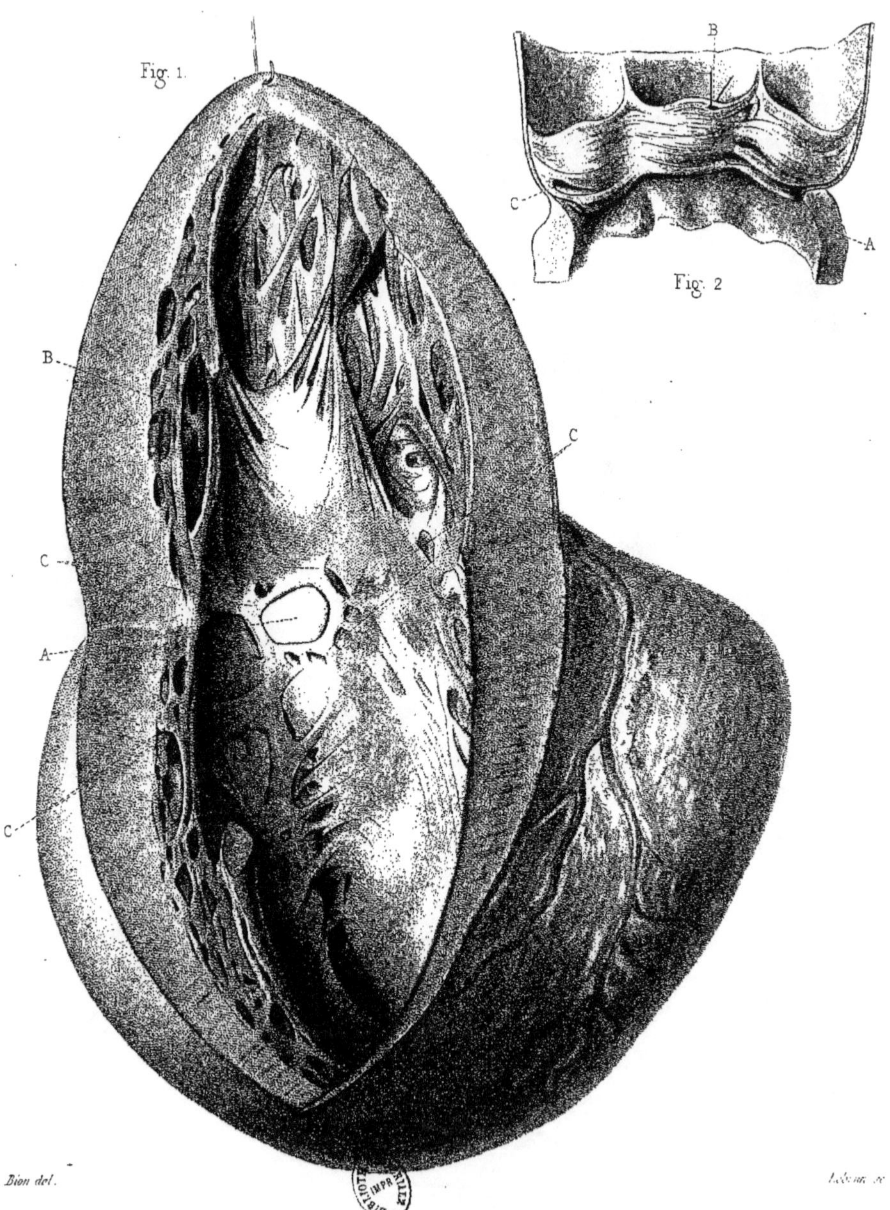

Bion del.

ALMAGRO. Persistance du Canal artériel

Imp. Geny-Gros r. St Jacques, 33, Paris

www.ingramcontent.com/pod-product-compliance
Lightning Source LLC
Chambersburg PA
CBHW071203200326
41519CB00018B/5349

* 9 7 8 2 0 1 9 5 4 0 6 4 7 *